ART DE GUÉRIR LES MALADIES SYPHILITIQUES,

PAR LA MÉTHODE DULCIFIÉE,

Simplifié et mis à la portée des gens du Monde,

Par A. F. OLLIVIER,

DOCTEUR EN MÉDECINE DE LA FACULTÉ DE PARIS,
MÉDECIN ET CHIRURGIEN D'ÉTABLISSEMENS DE BIENFAISANCE,
ANCIEN PROFESSEUR PARTICULIER D'ANATOMIE ET DE CHIRURGIE,
ANCIENNEMENT CHARGÉ EN CHEF DU TRAITEMENT DE CES
AFFECTIONS DANS LES HÔPITAUX MILITAIRES.

CONTENANT :

1º. *Le Tableau général de ces Maladies, l'Exposition de leurs Symptômes particuliers, et des soins qu'ils exigent ;*
2º. *Le Parallèle des Traitemens les plus usités, et l'appréciation de leur valeur respective ;*
3º. *Un Précis de la Méthode alimentaire dulcifiée, ou par l'administration des* BISCUITS ANTI-SYPHILITIQUES *de l'Auteur, soumis à l'Examen de l'Académie Royale de Médecine.*

Lenioribus remediis efficaciùs, cumulatiùs que sanare hæc artis nostræ consummatio.

La plus haute perfection de notre art consiste à guérir sûrement et radicalement par les remèdes les plus doux.

PRIX : 2 FR. ET 2 FR. 50 C. FRANC DE PORT.

A PARIS,

CHEZ :
L'Auteur, rue des Fossés-Saint-Germain-des-Prés, ou de l'ancienne Comédie Française, N°. 24.
GABON, Libraire, rue de l'École de Médecine, N°. 10.
LADVOCAT, Palais-Royal, Galerie d'Orléans, N°. 205.

1830.

AVIS.

IMPRIMERIE DE J.-S. CORDIER FILS,
rue Thévenot, n°. 8.

PRÉFACE.

Le perfectionnement du traitement des maladies vénériennes mérite d'autant plus de fixer l'attention des Médecins, qu'il a pour but de détruire un vice qui attaque les générations jusque dans leur source, et affecte successivement et à plusieurs reprises, près de la moitié de la population des grandes villes. Il ne sévit pas seulement contre les personnes de mœurs faciles ; des épouses chastes dans le lien conjugal, des enfans dans le sein maternel, ou confiés à des nourrices impures, celles-ci brillantes de santé, en allaitant des enfans infectés, (1) etc., etc., en deviennent trop souvent les innocentes victimes.

Les malades qui en sont atteints recourent quelquefois à des Médecins, instruits d'ailleurs, mais peu experts en cette matière qui, dédaignant les observations de leurs devanciers les plus justement célèbres, et séduits par des systèmes plus brillans que solides, ou par une expérience trompeuse, (*experientia fallax*, HIPPOCRATE), n'opposent aux affections produites par

(1) La plus grande partie des habitans de deux villages du Piémont ont été attaqués de cette maladie, qui y avait été introduite par deux enfans nouveaux nés abandonnés. Ceux-ci l'ont communiquée à nombre de nourrices qui concoururent à leur allaitement, celles-ci à leurs autres nourrissons, et de proche en proche à tous les maris, femmes, fils, frères et autres parens ou amis qui avaient baisé ces petits enfans. On trouve la description de ces deux épidémies dans le traité des maladies génitales de Jacques *Vercelloni*, section 3, intitulée *des accidens de la vérole illégitime*, c'est-à-dire contractée hors du rapprochement des sexes.

le virus syphilitique, que la *diète et les sangsues,* méthode qui, en affaiblissant considérablement les malades, assoupit plus ou moins souvent les effets de ce virus, mais ne purifie pas le sang et les humeurs qui en sont infectés : aussi le *conseil de salubrité de Paris* vient-il de signaler, comme un des obstacles aux progrès généraux de la santé des malheureuses femmes publiques, le *mauvais système* suivi dans les traitemens depuis les envahissemens de la *méthode dite anti-phlogistique.*

Plus souvent encore ces malades sont victimes d'individus qui se vantent *faussement* de guérir toutes les maladies vénériennes, avec un *traitement végétal sans mercure,* expression banale, mais magique, **qui** séduit merveilleusement le public et qui ne les empêche pas d'ajouter le mercure à leurs *Robs prétendus végétaux,* dont la plupart ne sont que de la mélasse aromatisée, à laquelle l'étiquette et le cachet donnent seuls de l'importance. (Voyez les preuves de l'insuffisance des végétaux § 39 et suivans).

Ces *mélanges clandestins* de mercure diffèrent des remèdes composés par des Médecins consciencieux, qui n'en dissimulent pas la base, en ce que les auteurs des premiers sont obligés de recourir à la préparation de ce minéral, non la meilleure, mais à celle dont ils peuvent le plus facilement *masquer* la présence, c'est-à-dire au *sublimé corrosif* qui se décompose dans ces Robs, et qui, selon l'ancienneté du mélange, perd plus ou moins de son efficacité; il en résulte un remède inconstant, souvent infidèle, qui pallie et enracine fréquemment les maux vénériens ; ce qui est l'origine de nombre de maladies d'autant plus difficiles à guérir, que leur apparition tardive et la variété des formes qu'elles revêtent en font souvent méconnaître la nature : ainsi *Benjamin Bell* rapporte des exemples de phthisie, d'asthme, de rhumatisme, d'hydropisie, de migraines, d'épilepsie, de folie, etc., suites de syphilis mal traitées, dont des ulcères rongeans ont enfin dévoilé le véritable caractère, et qui après avoir résisté à tous autres remèdes ont été complètement guéries par le mercure. (Malad. vén. t. 2, sect. IX page 638).

Ce qui enhardit les prometteurs de guérisons sans mercure, c'est qu'ils connaissent bien l'impossibilité dans laquelle on est le plus communément de prouver leur fraude : voici ce qu'a dit à cet égard *Bosquillon,* savant Professeur au Collége royal de France. « Le corps muqueux sucré, le miel surtout,
» ou les sirops extractifs des plantes très-cuits,
» (Robs), peuvent tellement *masquer le muriate*
» *suroxigéné de mercure,* qu'il perd sa saveur austère
» et nauséabonde ; l'addition même d'une solution
» de carbonate de soude, qui est l'intermède le plus
» propre à dégager le *mercure masqué* par une liqueur
» syrupeuse, n'a plus alors aucune action sur le sel
» mercuriel, à moins qu'il ne se trouve en quantité
» un peu considérable dans la liqueur que l'on se
» propose d'analyser : ainsi, tel moyen qu'ait tenté
» *Bucquet,* célèbre Chimiste, il *n'a pu trouver aucun*
» *indice de mercure* dans huit onces de mélasse

» coupées avec autant d'eau distillée auxquelles il
» avait joint deux grains de sublimé. (Voyez le rap-
» port sur le Rob de Laffecteur, Paris 1779, in-8°.»).

   » *On ne doit donc par conséquent, dit Bosquillon,*
» *ajouter aucune confiance à quantité de charlatans qui*
» *débitent, pour la guérison des maladies vénériennes,*
» *des Robs et autres préparations, dans lesquelles ils*
» *prétendent qu'il ne se trouve pas de mercure.* (Trad.
des malad. vén. de Bell, t. 2, page 297). Voyez les
preuves de cette addition fréquente du mercure dans
les Robs, § 48 et suivans.

Il est donc avéré, et j'ai suffisamment prouvé § 51
de cet ouvrage, par l'assentiment des plus illustres
Médecins anciens et modernes, que le mercure est
le *seul remède certain* des maladies vénériennes con-
firmées ; mais cette efficacité si précieuse de l'antidot
par excellence du virus syphilitique a été jusqu'ici
compensée par des inconvéniens plus ou moins grands
attachés aux diverses méthodes de l'administrer.
(Voyez-en l'exposé § 52 et suivans). On se
trouvait jusqu'ici dans l'alternative ou d'une cure
palliative, passagère, souvent même impossible par
les débilitans et les seuls végétaux, (§ 27 et 39), ou
d'une cure radicale, mais pénible et quelquefois
périlleuse par le traitement mercuriel ; alternative
fâcheuse dont je me suis convaincu dans divers hôpitaux militaires, où, tant en Espagne qu'en France,
j'ai été chargé en chef du traitement d'un très-grand
nombre de vénériens.

Pour éviter ces écueils, j'ai médité les travaux des

hommes célèbres qui, depuis trois siècles, ont illustré cette branche de la médecine ; je ne me suis pas moins éclairé par les découvertes des chimistes et toxicologistes modernes, tant nationaux qu'étrangers, parmi lesquels M. le professeur Orfila offre le guide le plus assuré ; j'ai même mis à profit les lumières qui jaillissent des pratiques de peuplades barbares, plus avancées sous ce rapport, par une routine heureuse, que les nations les plus civilisées. Tel a été mon point de départ pour entreprendre de nouvelles expériences chimiques, toxicologiques et médicales, qui m'ont fait découvrir une méthode qui réunit l'efficacité, l'exemption de tout danger, et guérit selon le précepte de CELSE, *tutò, citò, jucundè;* sûrement, promptement et agréablement.

Cette méthode consiste dans l'administration d'un BISCUIT ANTI-SYPHILITIQUE, de saveur agréable et d'une action aussi remarquable par sa douceur que par son efficacité. IL NE CONTIENT RIEN DE CORROSIF. J'y ai incorporé des quantités infiniment petites de mercure que j'ai *complétement dulcifié* par les correctifs les plus puissans et les plus innocens, empruntés aux règnes végétal et animal, à l'exclusion du minéral ; correctifs avec lesquels il forme *une combinaison chimique*, où le spécifique est éminemment curatif à de très-faibles doses, à cause de l'état de combinaison intime, de division extrême et de répartition parfaite dans lesquelles il se trouve. (Voyez § 56.)

Ce Biscuit n'occasionne ni pincement, ni coliques

d'estomac, ni irritation de poitrine ; il ne fait pas même ressentir sa présence dans l'estomac. L'activité du remède y est tellement tempérée, qu'il peut être administré avec succès aux enfans, même à la mamelle, aux dames enceintes, et aux poitrinaires atteints de syphilis. Le spécifique, parfaitement combiné, dulcifié et divisé, se digère avec facilité, s'incorpore parfaitement avec le chyle, auquel il est miscible et facilement *soluble* (1) ; il s'y unit intimement, pénètre dans la masse du sang, et parvient avec lui dans les fibres les plus déliées des organes auxquels il porte le principe destructeur du virus qui les infecte.

---

(1) Dans une séance de l'Académie Royale de médecine où il a été question de mon remède, cette *solubilité* a paru un paradoxe, disons même une erreur ; à des chimistes très-distingués, mais peu versés dans la connaissance des phénomènes physiologiques, et qui ne considérant que la puissance de leurs menstrues ou dissolvans habituels, concluent de ce qui se passe dans leurs éprouvettes à ce qui arrive dans l'estomac, le canal intestinal, les vaisseaux absorbans lymphatiques ou veineux et le torrent général de la circulation.

Ces chimistes semblent méconnaître que les substances les plus insolubles dans l'eau, deviennent, par l'influence de la *force vitale*, solubles dans les fluides aqueux de l'économie animale. Le laboratoire de la nature animée possède un dissolvant général plus puissant que l'eau, l'alcool et la plupart des acides. Il ne demande pour agir que de la division dans les molécules ; son action est d'autant plus marquée que cette division moléculaire est plus grande. Voilà pourquoi la solution préliminaire, qui n'est qu'une extrême division, la rend plus énergique ; mais un autre moyen de lui conserver cette intensité, pour des corps qui deviennent insolubles dans l'eau, c'est d'en faire, non un simple mélange mécanique, mais une *combinaison chimique intime* avec des substances très-digestibles et facilement assimilables, qui leur servent comme de passeport.

J'annonce ce fait comme un principe général qui, étant fécondé, peut devenir très-utile à la thérapeutique des maladies chroniques, pour le

Je fais ainsi jouir lés personnes adultes des avantages de la *méthode alimentaire*, par laquelle on guérit les enfans nouveaux-nés en imprégnant le lait de
leur nourrice du dépuratif, méthode si bien appro-
priée à la fragilité de l'existence d'êtres aussi faibles
qu'intéressans.

L'usage du *biscuit anti-syphilitique* est compatible
avec la plus grande propreté , le plus profond secret,
et avec les occupations habituelles de la vie auxquelles la gravité seule de la maladie peut , en certains cas , empêcher de se livrer (1).

J'en ai soumis la composition à l'Académie royale
de Médecine. Cette première société médicale du
royaume a arrêté qu'il en serait fait des épreuves
dans l'hospice des vénériens ; elle n'a pris cette
décision qu'après un mûr examen, sur le rapport et

---

perfectionnement des médicamens dits *altérans*. Ils agiraient avec plus
de certitude, de douceur et de régularité, si on les introduisait par les
voies de la nutrition, en généralisant l'emploi de la *méthode alimentaire*.
Ce fait démontre qu'appliqué à l'être vivant, cet adage de la chimie
corpora non agunt nisi soluta est entièrement faux. Il existe une *solubilité vitale* qui s'exerce à l'extérieur sur les corps insolubles dans l'eau,
l'alcool, les huiles, etc., et même à l'intérieur dans la trame de nos organes, puisque la matière de tous nos tissus, y compris la terre calcaire
des os, qui est insoluble dans l'eau, se fluidifie et se dissout dans nos
humeurs. C'est cette *solubilité vitale* que mon spécifique possède au
plus haut degré, à cause de l'état de combinaison avec des matières assimilables, dans lequel il se présente à la *force digestive*; c'est à cette
facile solubilité qu'il doit la constance de son efficacité, comme c'est à
une complète dulcification qu'il doit la douceur de son action. *La
chimie doit éclairer, mais non pas dominer la médecine.*

(1) La conservation de ce biscuit exige seulement qu'il soit déposé
dans un lieu sec. Lorsqu'il doit traverser les mers, il faut le renfermer
dans des vases imperméables à l'humidité, comme le sont ceux de verre
bouchés et goudronnés , et ceux de ferblanc soudé.

les conclusions d'une commission de douze de ses membres, rapport lu et discuté en séance publique, le 4 août 1829, constatant que le mercure contenu dans mes biscuits est *complètement dulcifié*.

Dans le *Courrier Français* du 21 novembre 1828, j'ai proposé à MM. *Laffecteur* et *Giraudeau* un *concours médical*, ayant pour objet de soumettre à des épreuves comparatives leurs Robs (1) et mes Biscuits. Ni l'un ni l'autre n'ont accepté ce défi; ils ont craint sans doute de voir l'infériorité de leurs remèdes officiellement démontrée. Cela est évident pour M. *Giraudeau de St.-Gervais*, dont le rob, examiné depuis par une commission de célèbres médecins et pharmaciens-chimistes, a été reconnu préparé avec la mélasse, et avoir quarante fois moins de vertus que le Rob vulgairement connu sous le nom de *Sirop de Cuisinier* (2).

---

(1) Chacun de ces Messieurs affirme qu'il n'entre point de mercure dans son rob, mais chacun d'eux a écrit dans les journaux, notamment dans divers numéros du Courrier Français de novembre 1828, qu'il en existe dans celui de son compétiteur; sous ce dernier rapport. ils ont pour un grand nombre de cas tous deux raison, voyez § 48 et 49.

(2) « Le rob de Giraudeau préparé devant nous, contient une trop » petite quantité de substances médicamenteuses actives pour jouir des » propriétés énergiques qu'il lui attribue. En effet, que peuvent pro- » duire vingt-quatre grains de salsepareille et quarante huit de gayac » par livre de rob ? qu'on le compare au sirop de Salsepareille du Codex, » et l'on trouvera que ce sirop contient le produit de cinq onces de » salsepareille par livre de sirop, ou ce qui revient au même, 120 fois plus » que le rob du sieur Giraudeau; et en supposant que, dans ce dernier, » le gayac puisse remplacer la salsepareille, nous trouvons encore que » le sirop du *Codex* est quarante fois plus chargé de principes actifs. » (Rapport de MM. *Orfila*, professeur à la Faculté de Médecine de Paris, *Pelletier* professeur à l'École de Pharmacie, et *Chevalier*, Membre de l'Académie royale de Médecine, nommés experts par l'autorité.)

On conçoit que M. Giraudeau ne pouvait entrer en lice avec un remède aussi notoirement défectueux. Quant à M. *Laffecteur*, son silence a d'autant plus droit d'étonner, qu'il a anciennement fait un pareil défi au docteur *Andrieux*, partisan des poudres du chevalier *Godernaux*, lui proposant de faire chambrer vingt ou trente malades dont M. *Andrieux* traiterait moitié avec ses poudres, sans autres accessoires, tandis que lui traiterait l'autre moitié avec son rob. Le public, disait *Laffecteur*, voudra bien observer que *si mon défi n'est point accepté, les poudres sont jugées.* — *Andrieux s'est tu,* s'écrie-t-il enfin.

C'est ce même défi que je réitère à M. *Laffecteur ;* s'il ne l'accepte pas plus que le premier que je lui ai déjà adressé, je pourrai doublement dire : *Le Rob est jugé; Laffecteur s'est tu.*

Au reste, ma méthode curative n'est pas exclusive; c'est plutôt une *méthode éclectique* qui, indépendante de toute exagération systématique, et variée selon la diversité des circonstances de la maladie, choisit dans les autres méthodes ce qu'elles offrent de plus utile et perfectionne ce qu'elles ont de défectueux : *méthode éclectique* qui, dans l'exercice général de son art, est la règle de tout médecin prudent et éclairé. Je recours donc, mais avec ménagement, au *traitement débilitant*, lorsque la syphilis est compliquée d'inflammation aiguë; au *traitement végétal balsamique*, dans les gonorrhées, dont la vivacité de l'inflammation est calmée; au *traitement dépuratif par les biscuits anti-syphilitiques,* lorsqu'il est nécessaire de détruire le virus ; au *traitement végétal sudorifique sans mercure*, ou combiné avec le précédent, lorsque les circonstances en indiquent la nécessité. Je fais connaître ces cas divers dans le courant de ce petit ouvrage où, pour certaine classe de lecteur, j'ai sacrifié l'appareil scientifique à la clarté, et toujours évité les tableaux obscènes. Je pense que dans l'intervalle de mes consultations ou de ma correspondance, il pourra servir de guide aux malades qui m'honorent de leur confiance. Pour leur présenter la vérité, j'ai évité les extrêmes auxquels se livrent les novateurs enthousiastes et les routiniers immobiles ; je l'ai cherchée dans un juste milieu, assuré qu'elle est également éloignée des erreurs les plus opposées, et qu'on peut lui appliquer ce qu'Horace disait de la vertu : *Virtus est medium vitiorum et utrinquè reductum.*

Les personnes atteintes de cette maladie, désirant ne pas multiplier les confidens de leurs faiblesses (1),

---

(1) Les médecins sont souvent invités par leurs malades à leur procurer les médicamens anti-syphilitiques ; en effet, l'homme grave et les personnes du sexe *rougissent* de présenter, dans une pharmacie, une ordonnance constatant une *maladie honteuse.* S'adressent-ils d'abord à un pharmacien, il leur sert de médecin, quelque soit la faiblesse de ses connaissances médicales. Ils ne veulent, avant tout, qu'un seul confident. Les mœurs sont plus fortes que les réglemens qui les heurtent. Établir une inquisition, afin de forcer un malade à exhiber à un élève en pharmacie, la preuve écrite de ses écarts, serait une tyrannie immorale destructive de la plus louable pudeur. La loi punit de six mois d'emprisonnement et de cinq cents francs d'amende, le médecin qui révèle le secret d'une maladie. Si en même temps, elle force le malade à le dévoiler à plusieurs personnes, elle est contradictoire, absurde, et se condamne elle-même. La *Syphilis* offre donc un cas exceptionnel. — En général, ni les époux, ni leurs enfans ne confient ce secret au médecin de la famille. En s'opposant à ce que quelques praticiens capables et consciencieux se fassent connaître pour traiter ce genre de malades, on les rend inévitablement victimes des herboristes et autres médicastres.

je me charge de leur faire parvenir les médicamens nécessaires à leur guérison; je les fais préparer par un pharmacien auquel la manipulation en est familière. La cure radicale de la syphilis dépend, en effet, autant de l'exacte préparation des remèdes que de la perfection de leur ordonnance ; les médecins les plus distingués en ont trop souvent fait la triste expérience. *Vercelloni* rapporte qu'il perdit un malade constitué en dignité par l'impéritie d'un pharmacien chez lequel son ordonnance fut portée et qui fournit de mauvaises drogues. «*Consterné*, dit-il, de ce fâcheux » événement, je renouvellai la résolution que j'avais «prise et que j'avais jusqu'alors religieusement suivie, » selon le conseil de *Silvius* et de tous les habiles mé- » decins, de ne donner jamais de mercure à qui que » ce soit, dont je n'eusse moi-même fait la prépara- » tion, pesé la dose et même fait prendre au ma- » lade. » (*Maladies génitales*, p. 450. Paris, 1730.) Swediaur attribue les insuccès du mercure à la mauvaise manière de le préparer, de le combiner, de l'administrer et de le doser. « Une remarque géné- » rale que je dois faire ici, dit-il, c'est que pour être » assuré de bien guérir ses malades, *tout praticien qui* » *n'administre pas des remèdes au hasard*, ne doit ja- » mais faire usage d'aucune composition mercurielle » qu'il ne l'ait préparée lui-même, ou du moins » qu'il n'ait pris soin de la faire préparer sous ses yeux » par quelque personne dont il connaisse l'exactitude » et la probité. *Les inconvéniens fréquens que j'ai* » *éprouvés moi-même à cet égard et que j'ai vu arriver* » *aux autres*, m'ont rendu scrupuleusement exact et

» même sévère sur ce point. » (*Swediaur ; Traité des maladies syphilitiques*, t. ii, pag. 410, 4ᵉ édit.)

Je me ferai toujours un devoir de me concerter sur la direction du traitement avec MM. les médecins de la capitale ou des départemens, qui désireront soumettre leurs malades à ma méthode. Je m'empresserai de profiter de leurs lumières. Je prie d'avance ceux qui m'accorderont cette marque de confiance, d'agréer l'expression de ma reconnaissance. Leur honorable suffrage sera toujours la plus douce récompense de mes travaux.

Ils excuseront, sans doute, la forme populaire de ce mémoire et ma réticence sur *mes procédés de dulcification du mercure,* en considération de ce qu'ayant été obligé, depuis 7 ans, d'abandonner complètement ma clientelle extérieure, par suite d'une tumeur blanche rhumatismale du genou gauche, résultat de sept campagnes très-actives aux armées, il était naturel que je me rattachasse aux seuls moyens qui me restaient de ne pas perdre entièrement mon état, et d'obtenir, d'après la loi, pour le fruit de mes travaux et des sacrifices de tout genre dont ils ont été l'occasion, une indemnité que le gouvernement me doit déjà justement sous le rapport des graves infirmités que j'ai contractées au service militaire.

ART DE GUÉRIR

Les Maladies Syphilitiques,

PAR LA MÉTHODE DULCIFIÉE.

Origine de la Syphilis ou Maladie vénérienne.

1. Le *nom* de *Maladie vénérienne* indique assez qu'elle est ordinairement le résultat d'une co-habitation intime entre les sexes. On peut néanmoins la contracter par un attouchement quelconque d'une partie molle et souple avec celles d'une personne malade; il suffit que cette partie soit recouverte d'un épiderme mince comme on l'observe aux lèvres, etc.

2. Les opinions sont partagées sur la 1re. origine de cette affection; les uns pensent qu'elle a toujours existé dans l'ancien monde, d'autres, qu'elle date, dans ce continent, de l'époque de la découverte de l'Amérique.

3. Les parties de la génération ont, de temps immémorial, été le siége d'inflammations, écoulemens, ulcères, excroissances, nés de l'intempérance, de l'abus des plaisirs de l'amour, de la malpropreté, du vice dartreux, etc ; ces maladies n'ont pas toujours été exemptes de contagion, ainsi que le constatent les règlemens sanitaires du 14me. siècle ; mais elles offraient sans doute peu de fréquence et de gravité et se communiquaient rarement, puisque jusqu'au 16me. siècle elles ont à peine fixé l'attention des médecins qui ne leur ont consacré aucuns traités spéciaux.

4. Vers la fin du 15me. siècle, lors de l'expédition de Charles VIII, roi de France, en Italie, un fléau qui parut nouveau à tous les contemporains, (*speciès morbi nova*, FRASCATOR) se répandit comme un torrent rapide sur l'ancien monde et frappa de terreur les malades et les médecins. D'après l'opinion la plus générale, cette maladie

(16)

a été importée de l'île d'Haïti par les compagnons de Christophe Colomb, qui la propagèrent en 1493 à Barcelone, où cet illustre voyageur avait rejoint la cour de Ferdinand le Catholique. Elle y fit de tels ravages que, selon l'historien *Castillan Diaz*, l'impuissance des médecins obligea de recourir à des prières publiques. Elle fut introduite à Naples par les Espagnols, qui, l'année suivante, vinrent combattre les troupes françaises. Celles-ci ne tardèrent pas à en être atteintes, et, dans leur retraite, la répandirent dans toute l'Italie. En France, son extension fut si rapide, qu'en 1496 le Parlement décréta d'exil, sous peine de mort, tous les étrangers qui en étaient atteints. La dispersion de l'armée, en partie composée d'auxiliaires allemands et suisses, et les relations politiques ou commerciales propagèrent bientôt cette maladie à toute l'Europe, qui lui imposa le nom de *mal français*.

6. En supposant qu'elle n'ait point été importée d'Amérique, les documens historiques forcent au moins à reconnaître que c'est du royaume de Naples que, tout-à-fait nouvelle, ou acquérant une violence inconnue jusqu'alors, cette maladie s'est répandue en Europe. Son développement, son apparition spontanée ne répugnent pas plus à admettre à Naples qu'à Haïti. Il a bien fallu qu'il ait eu lieu quelque part par l'effet de circonstances qui nous sont inconnues. Des contrées éloignées paraissent avoir été à diverses époques le théâtre de semblables phénomènes. Le *feu persan*, le *pian* ou *frambœsia* d'Afrique, le *sibben* d'Écosse, le *mal du Canada* ou de la baie de St.-Paul, le *scherlievo* de la Dalmatie et de l'Illirie, paraissent être des foyers contagieux, isolés et spontanés, assez analogues au *mal de Naples* ou d'*Haïti*.

Causes premières de la Maladie vénérienne.

Du Virus syphilitique.

7. Quelque soit le lieu où cette affection s'est manifestée pour la première fois, que son premier foyer ait été unique, ou bien qu'avec quelques modifications dépendantes des temps et des climats, elle se soit développée spontanément sur divers points du globe, il n'en est pas moins

très-difficile de savoir quelles sont les circonstances qui ont pu et pourraient encore occasionner son apparition. A part la contagion, nous ne savons rien de positif sur la cause première de la syphilis.

8. L'influence maligne des astres, d'une atmosphère mal saine, l'antropophagie dont on soupçonnait les habitans d'Haïti; l'usage, comme aliment, d'un lézard amphibie, particulier à cette île, nommé *Iguana*, la boisson d'eaux empoisonnées, la virulence supposée du sang menstruel chez les femmes de la Zône torride, l'extrème impudicité, le mélange et la corruption dans les parties du sexe de diverses semences, le commerce d'individus sains avec des lépreux, celui de l'espèce humaine avec les animaux ont été, tour-à-tour, mais sans preuve convaincante, considérés comme la cause première de la syphilis.

9. Quoiqu'il en soit, c'est maintenant la communication d'un individu à un autre ou la contagion qui est sa cause la plus ordinaire, je n'ose dire l'unique, car l'admission de son développement spontané, difficile à prouver dans l'état actuel de la civilisation, ne répugne cependant point à la raison.

10. La maladie manifeste presque toujours ses effets sur les parties qui ont souffert le contact ou attouchement impur, c'est-à-dire ont été imprégnées de la matière virulente et âcre nommée *virus vénérien* ou *syphilitique*; c'est ordinairement quelques jours, plus rarement quelques semaines après qu'on s'est exposé à son action.

11. La contagion qui en résulte a lieu avec la plus grande facilité sur la peau fine, rougeâtre, humide, molle, recouverte d'un épiderme très-mince, (*membrane muqueuse*) qu'on observe sur les ouvertures naturelles du corps, et sur toutes les autres parties de la peau, s'il y existe quelqu'écorchure. Cette contagion se manifeste sur les parties génitales à la suite de l'acte de la génération, à la bouche après des baisers lascifs, à la bouche encore chez l'enfant dont la nourrice est gâtée, au mamelon chez celle qui allaite un enfant infecté, à l'œil chez les personnes qui y transportent imprudemment les doigts souillés par la matière d'une gonorrhée, à l'anus chez ceux qui contrarient le vœu de la nature,

sur toute la surface du corps chez le nouveau-né infecté par sa mère pendant le travail de l'accouchement, aux doigts excoriés chez l'accoucheur qui assiste une femme vérolée, etc.

12. Cette contagion est d'autant plus facile que le contact a été plus multiplié, plus intime et plus prolongé, que la chaleur, l'érection des papilles nerveuses, le frottement et l'orgasme ont été plus vifs, et que les soins de propreté ont été plus négligés. Sa fréquence varie d'ailleurs selon la disposition individuelle ; tel la brave longtems impunément, cet autre n'y échappe presque jamais.

12. *Le virus syphilitique* irrite, enflamme, excorie, ulcère, ronge même les parties soumises à son action ; il est ensuite pompé par les suçoirs ou pores capillaires dont un point quelconque de la surface du corps est criblé. Ces *suçoirs* sont les ouvertures, les bouches de vaisseaux très-déliés, appelés *absorbans*, qu'on pourrait comparer aux racines chevelues par lesquelles les plantes puisent dans la terre les sucs qui vont constituer la sève. Le virus absorbé par un mécanisme analogue est transporté par ces vaisseaux dans le torrent de la circulation générale ; il pénètre dans la masse du sang, et, semblable à un levain, il lui communique sa funeste âcreté. Il est bientôt porté avec ce fluide dans toutes les parties du corps au moyen de canaux successivement décroissans, qui, comme les branches et les rameaux des arbres, se divisent et subdivisent à l'infini, jusqu'à devenir aussi déliés que des cheveux. Il pénètre ainsi dans les organes les plus éloignés, jusque dans la profondeur des os et répand partout la corruption. Après un espace de temps qui varie de quelques semaines à quelques mois et même à plusieurs années, il produit de nouveaux effets désignés sous le nom de symptômes *consécutifs*, qui sont justement considérés comme le résultat d'une *infection générale*, qu'on nomme aussi *universelle* ou *constitutionnelle*, parce qu'elle envahit toute la constitution du corps humain.

14. Le *virus vénérien* se reproduit en abondance dans la partie qu'il a enflammée ou ulcérée. Comme un ferment, il communique sa propriété contagieuse à une quantité immense de matière saine. Un atôme de ce virus peut,

au moyen de cette reproduction, infecter des milliers d'individus. Il se transmet aussi par la génération, surtout de la mère à l'enfant. Cette *maladie* peut donc être *héréditaire*. D'après *Dehorne*, (*Receuil d'observations faites et publiées par ordre du gouvernement*), les deux tiers environ des enfans nés d'une femme évidemment infectée, meurent au moment de leur naissance ou quelques jours après ; la plupart des autres restent faibles et languissans; un plus grand nombre encore n'arrivent pas à terme et périssent avortons.

15. Cependant quelques médecins inexpérimentés, séduits par des sophismes, nient l'existence même du *virus* syphilitique, si bien démontrée par sa fréquente contagion. Ce virus produit toujours, en effet, si les circonstances sont favorables à son action, écoulement virulent, ulcère, bubon, etc., vérole enfin : on peut l'inoculer comme la petite vérole, malgré les dénégations contraires. *Calderon*, médecin espagnol, l'a contractée à la suite d'une inoculation pratiquée avec la lancette par feu Cullerier, incrédule à cet égard ; MM. les docteurs Cullerier neveu, Fabré-Palaprat, etc., ont été témoins de cette expérience. Depuis, des élèves imprudens l'ont renouvelée ; même résultat : l'un d'eux y a succombé. L'inoculation aux doigts des accoucheurs et des sages-femmes, rendait ces expériences inutiles. Blegny en rapporte un exemple funeste; il fut offert par un chirurgien de l'Hôtel-Dieu, qui, dit-il, *travaillait aux accouchées, et qu'il a été impossible de sauver, quelque diligence qu'on y ait apportée*. T. Ier. pag. 155. Des religieuses ont contracté cette maladie pour avoir donné sur la bouche des baisers à une petite fille nourrie par une femme gâtée (musitan). *Hunter* a inoculé le virus provenant d'une gonorrhée et a déterminé des chancres qui, cicatrisés à dessein par un traitement insuffisant, ont été suivis successivement de nouveaux chancres, de bubons, d'ulcères des amygdales, de pustules cuivreuses, de nouveaux ulcères à la gorge et du retour des mêmes maux après, qu'à quatre reprises différentes, on se fut, à dessein, borné à pallier la maladie. Je pourrais rapporter un plus grand nombre de faits analogues. (Voyez la 1re. note de la préface).

16. Quel homme sensé méconnaîtra, dans ces circonstances, l'action d'un venin, d'un poison, d'une matière contagieuse, d'un virus enfin, qui s'insinue dans un corps organisé, s'y reproduit, et peut infecter successivement un nombre indéterminé d'individus, de même que la combustion se communique progressivement à tous les corps combustibles qui approchent de son foyer.

17. Si le virus syphilitique était une chimère, ainsi que le prétendent quelques enthousiastes, et si une femme, qui en est infectée, ne communiquait qu'une *simple irritation* à laquelle il ne faut opposer que des calmans et rafraîchissans, un chancre vénérien ne devrait pas avoir de suites plus graves que l'écorchure occasionée, chez la vierge, dans le premier congrès, par la disproportion des organes génitaux des deux sexes, et que celle qui accompagne la rupture du frein du gland chez l'homme qui a, ce qu'on appelle le filet; les résultats consécutifs sont au contraire très-différens.

18. Il est vrai que l'on parvient assez souvent à cicatriser les chancres sans employer de remèdes contre le virus; mais cela ne prouve point que dans un certain nombre de ces cas, il n'ait été absorbé; car on cicatrise encore plus facilement la plaie faite par la morsure d'un animal enragé, et dans l'un et l'autre cas, la vérole et la rage se manifestent le plus communément quelques semaines ou quelques mois après la guérison du mal primitif.

19. L'absorbtion du virus syphilitique est même bien plus prompte que celle du virus hydrophobique, car on prévient la rage en brûlant ou extirpant les parties infectées du venin, quelques heures, quelques jours et même plus tard après la morsure, tandis que la même opération faite lors de l'apparition d'un chancre est, sinon toujours, au moins fréquemment infructueuse pour prévenir les effets consécutifs de la contagion. Je pourrais, à l'égard de la cautérisation, citer mon expérience personnelle. Quant aux résultats de l'extirpation, je rappellerai les observations de l'illustre J.-L. Petit. Etant chirurgien d'armée, il crut, dans l'inexpérience de sa jeunesse, pouvoir guérir la vérole sans re-

tour en emportant les chancres du prépuce avec l'instru-
ment tranchant. Effectivement, les plaies simples qui
succédèrent à ces cautérisations, se cicatrisèrent prompt-
tement sans le secours d'aucun traitement dépuratif, et
les soldats sortirent de l'hôpital, considérés comme gué-
ris. L'année suivante, Petit fut désenchanté de sa méthode, en revoyant les mêmes individus atteints des suites
ordinaires d'une vérole universelle. Non seulement on
peut, en peu de jours, cicatriser les chancres benins, couper en moins de temps une chaudepisse par un violent
purgatif ou des astringens, mais ce qui est moins connu,
c'est qu'il n'est pas jusqu'au bubon que l'on ne puisse
faire disparaître en 24 heures par l'application continuelle de la glace (observation de Ste.-Marie); ce sont
là des répercussions et non des guérisons radicales. L'examen de cette importante question relative à l'existence
du virus, sera complété par l'exposé des effets de la
Méthode débilitante, (Voyez § 27 et suivans) et par
l'examen de la cause spécifique de la gonorrhée, § 87.

Tableau général de la Maladie Vénérienne.

20. La syphilis revet plusieurs formes différentes ; la
plus commune est la *gonorrhée virulente* ou *blénorrhagie*,
spécialement caractérisée par un écoulement jaune-ver-
dàtre ou blanchâtre, qui a lieu par les canaux des organes de la génération ; viennent ensuite les *chancres* ou
ulcérations plus ou moins rongeantes de ces parties, les
poulains ou *bubons*, gonflement inflammatoire des glandes
de l'aîne, qui annonce que le virus a déjà pénétré plus
profondément.

21. Lorsqu'il a envahi la masse des humeurs, il agit
non du dehors en dedans, comme lors de son intromis-
sion, mais du dedans au dehors ; il peut alors repro-
duire ou entretenir aux mêmes parties génitales la gonorrhée, les chancres et, dans leur voisinage, les bubons
déjà mentionnés ; mais plus souvent encore il ulcère les
parties profondes de la bouche, telles que le palais et son
voile mobile, la luette, les glandes amygdales et le fond
du gosier ; il y détermine des chancres rongeans qui les

détruisent, étendent souvent leurs ravages aux os voi-sins, percent la voûte du palais, cloison intermédiaire à la bouche et aux fosses nazales, pénètrent dans celles-ci qu'ils attaquent d'autres fois de prime-abord.

22. Sur la peau, le virus fait naître des pustules de couleur cuivreuse, sèches ou humides, écailleuses ou crôuteuses, qui, lorsqu'elles couvrent le front, forment la *couronne de Vénus*; d'autres fois ce sont des *dartres* plus ou moins hydeuses, des *teignes* qui font tomber les cheveux et les sourcils (*alopécie*). Aux environs de l'anus, il produit des ulcérations très-douloureuses, appelées *rhagades*; ou bien, on voit pulluler, soit sur cette région soit sur les parties mêmes de la génération, des végé-tations ou excroissances qui s'élèvent quelquefois avec la même rapidité que des champignons, et reçoivent, selon leurs formes diverses, les noms de *poireaux*, *choufleurs*, *crétes fics*, *condylómes*, etc.; d'autres fois il occasionne la gangrène, le squirre, et même le cancer rongeant des parties qu'il attaque.

23. Si ce virus affecte profondément les chairs, il y occasionne des *douleurs* qui simulent le *rhumatisme*, et tourmentent surtout le patient pendant la nuit; se porte-t-il sur les os, il y détermine des *douleurs* déchirantes dites *ostéocopes* et des gonflemens appelés *exostoses*, *pé-riostoses*, *nodus*; il en corrompt la moelle, et les réduit même en une espèce de *vermoulure*, appelée *carie*; ou bien, il prive entièrement de la vie, dessèche comme du bois mort des portions plus ou moins étendues de ces os, c'est la *nécrose*.

24. Il peut occasionner l'affaissement ou la perte du nez, du palais, d'une partie de la mâchoire, altérer no-tablement la voix, produire la *phthisie laryngée* ou *pulmonaire*, développer la *cataracte*, frapper de *para-lysie* les nerfs de l'œil, de l'oreille interne, carier les osselets de celle-ci, etc., et priver ainsi de la vue ou de l'ouïe. Je l'ai vu faire tomber une bonne partie des os qui forment la voûte du crâne et mettre la cerveau à nu. Beaucoup de femmes paraissent lui devoir *l'ulcère ou cancer de matrice*, ou au moins des *fleurs blanches opiniâtres et contagieuses*.

25. N'est-il que pallié et adouci par des remèdes infi-
dèles, par de *soi-disant méthodes végétales*, il se dé-
guise sous une multitude de formes diverses qui succèdent
à ces guérisons apparentes ; il devient alors la source d'une
infinité de maux d'autant plus difficiles à guérir, que le
malade, surtout s'il appartient au sexe le plus timide,
voulant dissimuler ses écarts antérieurs, le laisse s'enra-
ciner de plus en plus profondément dans la constitution.

Traitement de la Syphilis.

26. On peut rapporter à trois méthodes générales isolées
celles que des systèmes plus brillans que solides, le sordide
intérêt ou l'expérience ont accrédité contre cette maladie,
savoir : la *Méthode débilitante*, la *Méthode végétale*, et
la *Méthode mercurielle*. Il faut en ajouter une quatrième
qui, selon les circonstances de la maladie, est simple ou
résulte de la combinaison de deux ou des trois précédentes ; c'est celle que j'adopte et que je nomme méthode
éclectique, parce qu'elle choisit ce qu'il y a de meilleur
dans chacune des autres.

Méthode débilitante sans mercure.

27. Cette méthode, consistant en diète sévère, sangsues, saignées, bains, repos au lit, a été employée dans
ces temps modernes, d'abord par les médecins anglais,
qui sont bien revenus, depuis, de leur engouement ; elle
a été ensuite accréditée dans nos hôpitaux militaires, où
les élèves du célèbre professeur Broussais ont été bien
au-delà de la doctrine de leur maître, auquel j'ai entendu
professer et l'existence du virus syphilitique et l'utilité du
mercure. Les fauteurs de cette méthode se sont surtout
fondés sur les observations recueillies dans l'hôpital de
Strasbourg, par M. *Richond*, qui sont peu concluantes.
Je tiens de M. le docteur Renucci, mon ancien ami, chirurgien militaire, alors résidant en cette ville, que sur
huit des chirurgiens-majors des régimens qui y tenaient
garnison, sept d'entre eux, témoins des nombreuses récidives que leurs soldats éprouvaient après être sortis de
l'hôpital, se sont réunis pour protester contre l'introduction de la nouvelle méthode, et se sont adressés au chi-

rurgien en chef, qui, sur leurs plaintes, a fait reprendre le traitement par le mercure,

28. Des expériences analogues ont été faites depuis dans un hospice de Paris. On ne se bornait pas cependant à la méthode débilitante simple ; on pansait en même temps les chancres, etc., avec le mercure. Le médecin qui suivait ce demi traitement mercuriel, ne comptait pas sans doute sur une guérison constamment radicale, puisqu'il a eu la sincérité de dire qu'il administrait en même temps, à l'intérieur, les oxides de mercure à ses malades particuliers.

29. Est-ce bien encore un traitement débilitant simple que celui du docteur *Frikes*, annoncé pompeusement dans nos journaux de médecine, sous le nom de *traitement de la syphilis sans mercure*. Quelle mystification n'éprouvai-je pas quand en en lisant le détail, je vis que le docteur anglais panse les chancres et les végétations syphilitiques avec la *lotion noire*, qui ne peut être (ce que ne dit pas le complaisant rédacteur du journal) que la *lotio syphilitica nigra* de la pharmacopée de Swediaur ; c'est-à-dire du *nitrate acide de mercure* précipité par un alcali ! Le même docteur fait aussi ses pansemens avec le sublimé corrosif ou *dentochlorure de mercure ;* de plus, après avoir, comme les médecins du Val-de-Grâce, affaibli ses malades pendant la quarantaine, au moyen d'une *diète rigoureuse, des saignées, des purgatifs et du repos au lit,* il se décide enfin, *si la maladie ne guérit pas* ou *s'aggrave* par cette méthode, à administrer à l'intérieur, quoi ? le MERCURE ! (Voyez *le Journal Analytique de médecine,* 3e. cahier). Ces faits, cités en faveur du *traitement débilitant sans mercure,* leur sont au contraire très-défavorables.

30. Une multitude des observations rapportées par M. le doct. ***, comme preuve de la guérison sans mercure, sont sans aucune valeur ; elles concernent des marins, qui ont été tous pans ๖ avec le mercure et chez lesquels l'absence du traitement mercuriel à l'intérieur a occasionné de très-nombreuses et très-promptes récidives.

31. S'il suffit d'affaiblir les malades pour guérir radicalement la syphilis, pourquoi les partisans les plus ou-

trés de cette méthode y ajoutent-ils des anti-vénérieus vulgaires? Les journaux de médecine qui ont exposé la méthode suivie au *Val-de-Grâce* rapportent qu'on y oppose à la syphilis constitutionnelle, non seulement la diète, les sangsues, le repos au lit et les bains, mais encore l'usage de la *tisane de Fels*, décoction de salsepareille et de sulfure d'antimoine, anti-vénérien spécifique moins certain que le mercure, et regardé bien avant Fels, Arnoult, Vinache, etc., comme un de ses plus puissans mais dangereux auxiliaires, parce qu'il contient de l'arsenic.

32. MM. Pinel fils et Mordret ont récemment publié des observations où l'insuffisance de la méthode débilitante a obligé de recourir, avec un complet succès, au mercure. (*Revue Médicale*, février 1828).

33. Comme on avait révoqué en doute l'existence du virus, il fallait bien, pour être conséquent, nier celle du remède spécifique; et cependant M. le docteur Jourdan, le plus savant des antagonistes du virus et des partisans du traitement débilitant, reconnaît la propriété curative du mercure; seulement il l'attribue à une action révulsive sur les voies gastriques : théorie bien facile à réfuter, puisque, s'il en était ainsi, le poivre, la moutarde, l'eau-de-vie, les violens purgatifs et tous les irritans de l'estomac, pourraient remplacer le mercure; tandis que d'une part cela n'est pas, et que d'autre part le mercure administré avec modération, surtout à l'extérieur, ne stimule pas sensiblement l'estomac. Mais peu importe le *quō mōdò*, la guérison a lieu par le mercure : l'essentiel est que sa vertu curative soit complétement prouvée.

34. Au reste, toutes ces exagérations sur les avantages de la *Méthode débilitante isolée* sont mal-à-propos données par leurs prétendus inventeurs comme des découvertes dont ils ont la bonhomie de se disputer l'antériorité; elles ne sont que le renouvellement de la cure *rationelle et méthodique*, que les médecins systématiques adoptèrent au commencement du 16e. siècle; elle consistait en diète sévère, saignées, purgatifs, bains, étuves et cautères; mais *Fallope* atteste qu'ils se rendirent si *méprisables* à tout le monde, par leurs insuccès, que si quelques chirurgiens hardis n'eussent pas *trouvé l'usage du mercure*,

et s'il n'était survenu des Espagnols qui savaient comment la maladie se traitait aux Indes, la vérole aurait été et serait encore incurable.

35. L'illustre *Boerrhaave* a, plus tard, essayé de remettre en vogue une semblable méthode. Il épuisait à dessein ses malades, et les réduisait au dernier état de maigreur par les étuves, les sudorifiques et la diète. Le peu d'efficacité de ce traitement obligeait souvent de recourir au mercure. (Voyez § 41.)

36. *Louis* rapporte, d'après *Guyon*, plusieurs observations de syphilis, que des médecins systématiques du temps ne firent que pallier momentanément par la diète, les sudorifiques, etc., et dont les empiriques illétrés guérirent les graves récidives par le mercure.

37. Ajoutons à ces preuves de l'insuffisance de la méthode débilitante, l'exposé d'un fait qui prouvera péremptoirement qu'un individu atteint de la syphilis, même la plus récente, peut être affaibli et épuisé, au point de ne conserver presque que la peau et les os, sans que le virus, dont les ravages sont alors, à la vérité, généralement suspendus, soit aucunement détruit. Si j'attribuais ce fait à un tiers, il n'aurait pas la même authenticité ; on pourrait soupçonner qu'il a trompé son médecin, en attribuant à une ancienne maladie le résultat d'une nouvelle infection qu'il désirait dissimuler. Le cynisme, qui met inutilement au jour ses faiblesses, est blâmable, sans doute ; mais il n'en est pas de même de la franchise, lorsque la vérité tout entière peut seule être utile aux progrès de l'art.

Il y a plus de 20 ans que je me trouvais à Madrid atteint, depuis deux jours seulement, d'un chancre syphilitique, lorsque je le fus également d'une fièvre putride d'hôpital (*typhus nosocomial*). Après trois semaines environ de fièvre avec violent délire et émission involontaire des matières fécales, je recouvrai mes facultés mentales ; en me relevant d'un état que les médecins avaient considéré comme désespéré, je me trouvai réduit au dernier degré de faiblesse et de maigreur. Inquiet sur les suites du chancre qui, pendant tout ce temps, n'avait pas été pansé, dont l'existence même était ignorée du mé-

decin qui me soignait, je craignis un instant que l'organe de la génération n'eût été en partie rongé par le
chancre ou même affecté de gangrène, comme il arrive
assez souvent aux parties ulcérées chez les individus atteints de cette espèce de fièvre. Quel fut mon étonne-
ment de n'y apercevoir aucun mal ; le chancre était si bien
cicatrisé, qu'il ne laissait aucune trace: L'épuisement occasionné par la diète, le dévoiement, les sueurs et les se-
cousses fébriles, avait assoupi le virus syphilitique comme
le fait le traitement débilitant des anciens et des modernes.
Je ne comptais pas néanmoins sur une guérison radicale ;
mais si j'eusse eu cette confiance, elle, eût été promptement déçue ; effectivement, j'étais encore à l'hôpital
comme convalescent, réparant, à la vérité, mes forces en
satisfaisant un appetit vorace, et me livrant, pour les ré-
cupérer plus promptement, à tout l'exercice et au-delà
même de celui qu'elles me permettaient, lorsque le chancre
reparut au même endroit sans que je me fusse exposé à
une nouvelle infection. J'en guéris sans retour par l'usage
du mercure.

38. *Conclusion*. Le traitement débilitant seul détruit
l'état inflammatoire qui caractérise les accidens primitifs
de la contagion vénérienne ; il amène ainsi assez souvent
une guérison qui, le plus communément, n'est qu'apparente ; il paraît affaiblir l'action du virus passé dans le
sang, et éloigne l'apparition des symptômes consécutifs ;
quelquefois même, mais beaucoup plus rarement, il dis-
sipe ceux-ci pour un temps ; il peut favoriser les efforts de
la nature, qui parvient quelquefois, dans nos climats, et
plus fréquemment encore dans les climats méridionaux, à
éliminer le virus spontanément ; mais le plus souvent elle
doit être aidée par les dépuratifs dont l'expérience a cons-
taté la propriété anti - vénérienne, sinon le mal reparait
lorsqu'un régime restaurant a rétabli les forces et l'embonpoint, et surtout lorsque des exercices violens, des veilles,
des excès dans l'usage des épices et des spirituenx, ex-
citent la circulation et ramènent la disposition inflammatoire. C'est par une action stimulante, analogue, que les
ferrugineux ont la propriété de faire reparaître les maladies vénériennes assoupies. (Voyez le complément § 87).

Méthodes réellement végétales.

39. Les méthodes végétales consistent dans l'usage exclusif de tisanes, extraits, sirops ou robs, plus rarement de poudres ou d'opiats, composés avec des végétaux sudorifiques, purgatifs, narcotiques, etc.

Les plus en usage sont la salsepareille d'Amérique, celle d'Allemagne (*carex arenaria*), le gaïac, le buis, la squine, le sassafras, la bardane, la douce amère, la patience, la saponaire, l'astragale, la lobélie syphilitique, le daphne mesereon ; plusieurs roseaux (*arundo donax*, *arundo phragmites*), le sureau, la bourrache, les roses pâles, la mélisse, le séné, l'angélique, l'anis, le fenouil, l'opium, la ciguë, l'aconit, etc.

Les plus puissans de ces végétaux sont la salsepareille et le gaïac; ils m'occuperont seuls, l'action des substances végétales balsamiques, sera examinée § 80.

Du Gaïac.

40. Dans le seizième siècle, la plupart des médecins, ignorant l'art d'adoucir le mercure, et des chirurgiens très-ignares l'administrant encore plus mal, en firent un remède dangereux. On chercha, dès-lors, dans le règne végétal, le moyen de guérir la vérole. Le *gaïac*, originaire des pays dont on pensait avoir reçu ce funeste présent, fut surtout préconisé ; il a pu sans doute guérir certains malades; mais, étant âcre, échauffant, irritant, il a été nuisible à d'autres ; il fut au moins inefficace chez un grand nombre. Pour en obtenir quelques succès, il fallait en donner de très-grandes doses; le traitement était bien loin alors d'avoir la douceur qu'on veut attribuer aux méthodes purement végétales : on peut en juger par ce qu'en rapporte le plus grand de ses partisans, *Hutten* : « Chez les uns, dit-il, le gaïac met les os à nu, » comme il m'est arrivé ; chez d'autres, il découvre les ten- » dons; il occasionne la rupture des veines; il corrode pro- » fondément les parties affectées, au point de rendre leur » aspect hideux, et elles exhalent une odeur insupportable.»

Cet *Hutten*, qui a tant vanté les vertus du gaïac, n'a pas guéri radicalement par l'usage de ce bois. Ses pustules ont reparu au bout de quelques années, et *Conrad Gesner* assure positivement qu'il mourut des suites de sa maladie vénérienne, à peine âgé de 36 ans.

41. Etait-ce un traitement bien doux que celui qui, selon *Hutten* et *Boerrhaave*, exigeait la retraite à la chambre et une diète si sévère, que selon ce dernier, il fallait réduire le malade par *l'abstinence*, les bains de vapeur et le *gaïac* au DERNIER ÉTAT DE MAIGREUR. Ce traitement, qui durait au moins trois mois, était si peu sûr que, comme on l'a déjà vu, la maladie de Hutten a reparu, et qu'*Astruc guérit complétement par le mercure* une carie des os des narines et une exostose de l'os du bras, que *Boerrhaave* n'avait pu que soulager par le gaïac dont l'administration, pendant trois mois, avait rendu le malade *maigre, pâle, défait et si faible, qu'il pouvait à peine se soutenir sur ses jambes, et que sa respiration était très-génée*. *Boerrhaave* convient lui-même qu'il est des cas où le *gaïac*, ainsi administré, ne guérit pas, si on *n'emploie en même temps le mercure*.

42. *Thierry de Héry*, en parlant de ceux qui faisaient boire des vins, des décoctions de *gaïac* et autres à tous les malades, jeunes et vieux, forts ou faibles, dit avoir vu plusieurs de ceux qui étaient ainsi traités couverts d'une *dartre écailleuse morphée presqu'universelle*, avec des pustules sur le visage, chaleur extrême des parties internes, des pieds et des mains, qui ont *cédé aux frictions mercurielles*. Par ce bois seul, dit-il, nous voyons souvent advenir *tophus* ou nœuds, douleurs profondes.

43. Plusieurs médecins qui ont été à même d'observer le traitement par le *gaïac sans mercure*, adopté à l'hôpital de Florence, ont publié que la plupart des malades en sortaient *sans être guéris*. PASCALI (*Giornale de littérat.* 1749, t. 5, part. 2, art. 8), assure qu'ils vont de cet hôpital dans celui de *Santa-Maria-Nova*, où ils *meurent d'apoplexie et de fièvre ardente*. Le journaliste confirme cette assertion, et ajoute qu'il a connu plusieurs malades qui ont quitté l'hôpital plus mal qu'ils n'y étaient entrés auparavant. (*Bosquillon, trad. de Bell*, t. 2). On con-

cevra facilement comment le *gaïac* mettait ainsi le feu dans le corps, quand on saura que quelques médecins faisaient prendre pendant le traitement jusqu'à cinquante livres de ce bois dont une once bouillie dans une livre d'eau réduite à moitié, forme déjà un remède très-âcre. Le *gaïac* ne doit cependant pas être proscrit ; il peut être un accessoire utile dans les maladies anciennes ; mais il faut que son action vive sur l'estomac soit mitigée par des correctifs qui, comme la salsepareille et la squine, contiennent une fécule adoucissante.

Salsepareille.

44. La salsepareille n'a pas l'âcreté du gaïac ; elle est nutritive ; on peut l'administrer à tous les malades sans aucun danger, quoiqu'elle ait peu d'utilité dans les affections tout-à-fait récentes, et qu'il faille même lui préférer les boissons rafraîchissantes, lorsque la partie souffrante est enflammée.

45. La salsepareille convient merveilleusement, comme *auxiliaire du mercure,* lorsque l'inflammation est appaisée, ou pour dissiper quelques affections anciennes qui persistent après qu'un traitement mercuriel, ordinairement mal administré, a été infructueux. Ces *maladies vénériennes chroniques,* compliquées d'une disposition scorbutique, cèdent presque toujours à l'usage prolongé de la salsepareille à forte dose.

46. Mais si, dans nos climats, on veut guérir toutes les affections syphilitiques par la salsepareille seule, sans mercure, on se trompe évidemment. La plus grande preuve qu'on puisse en donner, est le résultat de l'expérience d'un des plus grands partisans de cette racine qui a perfectionné son administration et a multiplié ses expériences ; ce qui lui a valu l'honneur de voir son nom attaché à sa méthode. Après avoir exalté les propriétés de sa tisane de salsepareille, donnée *conjointement ou après le mercure* dans la vérole universelle, Fordyce reconnaît qu'elle est *peu utile* dans les chancres simples, et qu'*on ne doit jamais compter sur la salsepareille seule quand on n'a pas fait précéder l'usage du mercure ou administré*

ces deux remèdes ensemble. Feu Cullerier était du même avis. Voyez son article du *Dict. des Sciences Méd.*)

Sirop de Cuisinier.

47. C'est une très-forte décoction de salsepareille convertie en sirop par l'addition du sucre et du miel, rendue purgative par l'addition du séné, et aromatique par celle de l'anis, etc. En 1785, il a été employé, en même temps que la décoction de salsepareille, à l'hospice de Vaugirard dans le traitement des nouvelles accouchées atteintes de syphilis, après toutefois qu'on eut *administré le mercure* à celles dont les accidens étaient très-graves. D'après le savant Bosquillon, les médecins de cet hospice ont remarqué que souvent ce sirop échauffait et qu'ils étaient obligés d'en diminuer la dose, ce qu'il attribue à l'anis et à la forte dose de séné qu'il contient. On a, dit-il, bientôt reconnu son insuffisance, et pour en soutenir la réputation, on a été obligé d'y ajouter une plus ou moins grande quantité de sublimé corrosif, c'est-à-dire du *deuto-chlorure de mercure.*

Remèdes secrets annoncés sous le titre de traitemens végétaux sans Mercure.

ROB DE L'AFFECTEUR.

48. Le sirop, depuis longtemps connu sous le nom de *Rob de Laffecteur*, est, dit le docteur Lagneau, un remède bien déchu de son ancienne réputation, quoiqu'il paraisse avoir pour base la salsepareille masquée par l'odeur du roseau aromatique. (*Traité des maladies vénériennes*). Le rob de Laffecteur, écrivait feu *Cullerier*, dans le *Dictionnaire des Sciences Médicales*, n'est qu'un sirop sudorifique qu'on *rend quelquefois mercuriel*, quoiqu'en disent les vendeurs. Selon *Virey*, le rob anti-syphilitique ne diffère que peu ou point du sirop de Cuisinier.(*Traité de Pharmacie, t.* 2. *p.* 19.)

49. Voici l'opinion de *Swediaur* sur la *composition de ce rob.* « Parmi le grand nombre de malades qui sont » venus me consulter sur leur état après avoir fait usage » du rob de Laffecteur, et dont quelques-uns même le » prenaient encore dans sa maison, il s'en est trouvé

» plusieurs qui éprouvaient une salivation abondante bien
» caractérisée avec l'haleine puante, les gencives gon-
» flées, les dents vacillantes, et qui m'ont affirmé n'avoir
» jamais pris auparavant de mercure. Or, d'après ces
» faits, il est évident, pour moi, que *Laffecteur donne*
» *du mercure dans son rob*, et même une des préparations
» les plus dangereuses de ce métal, le muriate oxigéné de
» mercure ou *sublimé corrosif*...... C'est donc *tromper*
» *indignement le public* que d'affirmer, comme le fait
» Laffecteur, que l'on guérit toutes les maladies véné-
» riennes avec son rob, sans mercure. »

5o. Quant à la *vertu du Rob*, voici le résultat des observations de Swediaur : «Depuis deux ans, surtout, dit-
» il, j'ai vu un très-grand nombre de malades qui sont
» venus me consulter après avoir pris de ce rob pendant
» longtemps, et à diverses reprises, sans aucun succès :
» d'autres se trouvaient plus mal qu'auparavant ; d'autres
» même, qui avaient des ulcères à la gorge et des os ca-
» riés, étaient devenus absolument incurables sous l'u-
» sage de ce rob, par les progrès que ces maux avaient
» fait à la base du crâne et dans d'autres parties du corps.
» Parmi ceux qui viennent chez moi pour des maladies
» vénériennes invétérées, il y en a au moins les deux tiers
» qui conviennent d'avoir pris de ce rob de Laffecteur....
» Le résultat des nombreux essais de ce remède, faits par
» moi-même et par plusieurs praticiens des mes amis, ainsi
» que par d'autres médecins ou chirurgiens, également
» éclairés et impartiaux, est que *le rob de Laffecteur*,
» *administré pur, sans addition de mercure, aux ma-*
» *lades qui n'ont jamais pris de mercure, ne guérit*
» *presque jamais radicalement la vérole dans nos cli-*
» *mats.* Il est vrai que ces malades, réduits, pour ainsi
» dire, par le régime sévère que Laffecteur leur impose
» pendant le traitement, semblent être délivrés de leurs
» anciens maux syphilitiques ; mais quand ils ont repris
» leur régime accoutumé et recouvré leurs forces, ils se
» retrouvent de nouveau affectés des mêmes symptômes
» de vérole qu'ils avaient avant de s'être confiés à son rob.»
(*Swediaur, Traité des maladies syphilitiques*, t. II.)

On trouvera diverses observations de maladies vénétiennes infructucusement traitées par le rob de *Laffecteur* dans l'ouvrage de *Fréteau* de Nantes, sur l'identité des virus syphilitique et gonorrhoïque. *Swediaur* a observé que le *rob modifié* que *Laffecteur* donne dans la gonorrhée occasionne des pissemens de sang ; ce qui lui a fait présumer que ce *rob modifié* contient de la teinture de *cantharides*. Quelque soit la justesse de cette présomption, le fait prouve, au moins, combien il est nuisible dans la période inflammatoire de cette maladie.

Traitement par les Alcalis, les Acides minéraux, l'Or, l'Antimoine et l'Arsenic.

5o bis. L'alcali volatil, les remèdes oxigénés ou considérés comme tels, savoir : l'acide muriatique oxigéné (chlore), l'acide nitrique, etc., ont été opposés à la syphilis, et se sont, la plupart du temps, montrés inefficaces ; aussi sont-ils justement abandonnés.

Les oxides et muriate ou hydrochlorate d'or, récemment préconisés, sont beaucoup moins curatifs et infiniment plus vénéneux que le sublimé corrosif : double motif bien suffisant de proscription.

Les tisanes de Fels et d'Arnoult, qui ne diffèrent que de nom, sont faites, d'après la recette que M. le baron Boyer a reçue d'un membre de cette famille, avec salseparcille hachée 3 onces, colle de poisson 4 gros 48 grains, antimoine cru, renfermé dans un nouet, 4 onces, eau 6 livres, réduite à moitié par l'ébulition.

Cette décoction excite facilement des coliques, la diarrhée et le vomissement ; quelquefois les accidens sont assez violens pour constituer un véritable empoisonnement. On peut les attribuer soit à la formation de sels antimoniaux émétiques, soit à la dissolution de particules arsenicales qui existent en quantité variable dans la mine d'antimoine. Je tiens de feu Cullerier que, pour prévenir ces accidens, il ne faisait renouveler, à chaque décoction, qu'une once de sulfure d'antimoine, et laissai trois des onces qui avaient déjà servi : cette précaution n'est pas toujours suffisante. Il en est de même de celle recommandée par M. Biett, de remplacer par la gomme arabique la colle de poisson qui pourrait contenir de l'acide sulfurique et former du sulfate d'antimoine ; elle n'obvie pas aux dangers provenant de la présence de l'arsenic, le plus dangereux de tous les poisons minéraux.

La tisane de Fels n'a pas d'avantages marqués sur celle concentrée de salsepareille ; elle est peu efficace chez les malades qui n'ont pas fait usage du mercure ; elle exige un régime très-gênant, c'est-à-dire que tous les alimens soient préparés sans sel, sinon elle peut occasionner des douleurs dans le ventre et le vomissement. C'est un remède variable dans sa composition et quelquefois dangereux.

Traitement de la Syphilis par le Mercure.

51. Les propriétés du mercure ont été, depuis *Frascator*, exaltées par les médecins les plus distingués ; je pourrais le prouver en citant plus de cent noms célèbres pour avoir guéri une multitude de malades avec ce médicament ; je me bornerai à quelques citations.

Le mercure est, selon *Massa*, un remède immanquable pour la vérole. *Léonard Botal* assure qu'il l'a guérit admirablement bien. *Chaumette*, que ceux qui en condamnent l'usage, ne l'ont jamais employé ou ne l'ont pas employé comme il faut ; il ajoute qu'il a guéri par ce remède un grand nombre de véroles invétérées. *Rondelet* et *Paré* affirment qu'il est le meilleur remède et le véritable antidot de cette maladie. *Epyphane Ferdinand* a guéri, par son usage, cent cinquante vérolés, sans qu'il soit resté aucun symptôme. *Jean-Laurent Protopata* assure en avoir guéri plus de mille par le même moyen, et rend grâces à Dieu de ce qu'il a permis la découverte d'un remède aussi efficace. Selon l'illustre *Boerrhaave*, le mercure produit des effets admirables dans plusieurs maladies incurables par tout autre moyen. D'après *Astruc*, le mal vénérien, ce *monstre* que ni l'art, ni le régime, ni les remèdes vulgaires ne sauraient détruire, est néanmoins dompté sûrement et efficacement par le mercure. Le mercure est, dans le chancre comme dans la vérole, le grand remède spécifique ; il n'y en a aucun sur lequel on puisse autant compter. (*Hunter, maladies vén.*, trad. franç.,

pag. 355). Selon *Benjamin Bell*, un des effets les plus certains du mercure est de guérir la syphilis. Je ne connais, dit *Swediaur*, aucun médicament autre que le mercure, qui dans les climats froids ou tempérés du globe, guérisse radicalement les maladies vénériennes. Il est presqu'universellement reconnu, dit *Clare* (page 27 de sa Préface), que le mercure est d'une nécessité absolue pour guérir la maladie vénérienne. S'il y a, dit le docteur anglais *Georges Fordice*, quelques ulcères ou quelques symptômes qui indiquent que le *virus* a été absorbé dans la masse du sang, le malade ne peut être certain de sa guérison, à moins qu'il n'ait fait usage du mercure. (*Élémens de médecine pratique.*). C'est d'après certains préjugés contre l'usage du mercure que le public a été trompé par des spécifiques vantés avec ostentation, pour ne pas en contenir, quoique par des analyses bien faites on ait reconnu qu'il en entrait dans la plupart de ceux de ces remèdes qui ont acquis une sorte de réputation. (Docteur anglais *Guillaume Saunders*). Il y a des cas où le mercure ne réussit pas et où les sudorifiques réussissent promptement ; mais *ces cas sont rares*, et n'empêchent pas de regarder, avec raison, le mercure comme *spécifique* dans les maladies vénériennes. (*Desbois de Rochefort*). Selon feu *Cullerier*, « le mercure est évi-
» demment le spécifique de la syphilis ; il détruit le prin-
» cipe du mal ; il *tue le virus*. Que doit-on penser,
» ajoute-t il, de cette *tourbe de charlatans* dont tout le
» talent consiste à déprimer les meilleurs remèdes et à
» détourner les malades d'en faire usage lorsqu'ils *en*
» *composent eux-mêmes leurs arcanes ?* Il ne laisse pas
» ignorer les causes du discrédit du mercure dans le 17e.
» siècle. Il y avait, dit-il, dans ce temps-là, comme à
» présent, un grand nombre de médicastres ou char-
» latans ignorans qui s'emparèrent de ce précieux métal,
» l'administrèrent sans poids et sans mesure, et produisi-
» rent de graves accidens. » (*Dict. des sciences méd.*).
D'après M. le professeur *Alibert*, toutes les syphilides finissent par céder au pouvoir incompréhensible du mercure........ Pourquoi, dit-il, vouloir bannir de notre art une substance qui, *seule*, *a opéré tant de guérisons*

radicales, et à laquelle tant d'individus doivent leur bonheur et leur conservation. (*Précis sur les maladies de la peau, tome* 2 *page* 282..)

Le docteur *Lagneau* désigne le mercure sous le nom de *précieux métal*, et le considère comme le *véritable antidot de la syphilis.* Aujourd'hui sa réputation se trouve, dit-il, sanctionnée par trois cents ans d'expériences faites et mille fois répétées dans toutes les régions du globe, tandis qu'il n'est aucun des nombreux remèdes qui ont été proposés pour le remplacer, qui ait seulement pu soutenir la comparaison pendant un laps de temps égal à la douzième partie de cette période. (*Traité des maladies vénériennes, tome* 1 *page* 462.)

Examen des Méthodes mercurielles les plus usitées.

52. S'il est prouvé qu'un traitement mercuriel est indispensable pour obtenir la guérison des maladies vénériennes bien caractérisées, on ne peut se dissimuler combien les méthodes ordinaires de l'administrer ont d'inconvéniens ; ces deux vérités étant démontrées, le perfectionnement du traitement de la syphilis consiste donc à trouver la méthode mercurielle qui soit en même temps la plus efficace et la plus douce.

Il ne peut entrer dans le plan de cet ouvrage de faire, sous les rapports chimique et médical, l'examen critique détaillé de toutes les méthodes d'administrer le mercure en bains, lotions, fumigations, emplâtres, onctions, lavemens, poudres, pastilles, pilules, liqueurs, élixirs, sirops, tisanes, etc. ; je dois me borner à l'examen succinct des méthodes les plus usitées, en rapprochant celles qui sont analogues.

1°. *Préparations de Mercure, non corrosif.*

53. Les pilules de mercure cru, broyé avec divers ingrédiens, de nature à peu près indifférente, comme la graisse, le sucre, le suc de réglisse, la gomme, les baumes, la craie, etc.; celles où entrent le *mercure*, mal à propos nommé *soluble* (oxide gris de mercure précipité par un alcali quelconque de la solution de proto de nitrate de

mercure (1) ; celles qui ont pour base le muriate de mercure doux (calomel ou protochlorure de mercure) et
les autres sels mercuriels insolubles ou presqu'insolubles,
comme le phosphate, l'acétate de mercure, etc. Toutes
ces pilules, contenant une préparation de *mercure pro-
toxidé* ou seulement *divisé*, ont cela de commun qu'elles
ne sont pas corrosives, et, à dose convenable, n'enflamment ordinairement ni l'estomac ni les poumons ; mais,
d'autre part, le mercure qui y entre n'est pas digestible; il
est ce que l'on appelle réfractaire aux voies gastriques,
d'une absortion inégale chez les divers individus ; ce qui
explique l'inconstance de son efficacité ; aussi les praticiens
expérimentés accordent-ils peu de confiance à ces préparations pour le traitement des maladies vénériennes confir-
mées; elles ont d'ailleurs l'inconvénient de déterminer très-
facilement une abondante salivation. (Voyez § 66).

2°. *Préparations de Mercure corrosif,* Savoir :

54. Les liqueurs ou pilules ayant pour ingrédiens les
nitrate, sulfate, deutochlorure et iodures de mercure ou
toute autre préparation mercurielle corrosive, quand
même elle serait insoluble, comme le précipité rouge, le
turbith minéral (sous-sulfate de mercure), mal à propos
conseillé dans ces derniers temps.

La plus usitée de ces préparations est le sublimé corrosif (deutochlorure de mercure); ce que je vais dire de
ses inconvéniens est applicable aux autres qui lui sont
inférieures sous le rapport de l'efficacité.

Le sublimé corrosif s'administre habituellement à l'in-

---

(1) J'obtiens des pilules de mercure soluble, précipité du proto-nitrate,
sans l'intermédiaire d'alcali, terre alcaline ou autre substance minérale.
Personne avant moi n'est arrivé à ce résultat. Le réactif que j'emploie
me donne lui-même la preuve de la pureté de mon protoxide. tandis
que selon les méthodes ordinaires, un oxide gris noir peut être précipité avec cette couleur du deutonitrate de presque toutes les pharmacies, qui contient une certaine proportion de proto-nitrate, de manière que la couleur noire du protoxide qui se précipite en même temps
que le deutoxide jaune, masque complètement la couleur de celui-ci,
ainsi que je le prouverai à qui le désirera, On est donc exposé, en don-
nant ce mercure soluble ordinaire, à administrer, sans le savoir, à la dose
du protoxide, du deutoxide de mercure qui est corrosif.

térieur, soit en solution dans l'eau distillée (*liqueur de Vansvietten*), soit en pilules.

Les partisans de la liqueur de Vansvietten mettent beaucoup d'importance à ce qu'on ne la mêle avec aucun ingrédient qui puisse la décomposer, (docteur *Lagneau*). Le docteur *Sainte-Marie* voudrait même qu'au moment de la prendre, on ne l'étendît que dans l'eau distillée. Ils ont raison de craindre l'addition de substances minérales qui produisent des décompositions avec précipités insolubles non digestibles ; mais ils ont tort de redouter l'action des substances végétales ou animales ; car la décomposition, ou plutôt la combinaison, qu'ellespeuvent produire a lieu dans l'intérieur même de l'estomac par l'action des mucosités gastriques (glaires), etc. , qu'il contient. C'est surtout, administrée dans sa plus grande pureté, sans autre addition que l'eau , que cette liqueur constitue un remède très-âcre qui irrite l'estomac, les poitrines délicates , et peut ainsi occasionner la gastrite chronique ou la phthisie pulmonaire. L'irritation de l'estomac se décèle plus ou moins souvent par des tiraillemens , des pincemens douloureux, des envies de vomir et quelquefois par le vomissement. Cette liqueur est d'ailleurs un anti-vénérien très-efficace, et détermine rarement la salivation.

Les pilules de sublimé corrosif ont à peu près les avantages et les inconvéniens de la liqueur de Vansvietten. La boisson qu'il faut, de toute nécessité, prendre aussitôt après avoir avalé ces pilules, dissout le sublimé qui agit alors comme s'il eût été fondu auparavant son introduction dans l'estomac. L'avantage des pilules est d'éviter l'impression pénible que le passage de la liqueur occasionne sur la gorge ; mais il est compensé en ce que leur action usr la surface interne de l'estomac est moins égale ; les parties où elles séjournent le plus, en attendant leur dissolution, en doivent être plus vivement irritées.

A propos de l'action de ces médicamens sur les poumons, voici le relevé d'une série de phthisiques reçues dans l'une des salles de l'Hôtel-Dieu de Paris ; il prouvera combien l'on doit se méfier de l'administration du sublimé en *liqueur* ou en *pilules*. « Sur 103 femmes poi» trinaires qui y ont été admises en 1816 et en 1817. 49

» avaient eu des maladies vénériennes, et 40 avaient été·
» guéries en peu de temps par le *sublimé*, *en pilules* pour
» les unes, en *liqueur* pour les autres (*liqueur de Van-*
» *svietten*). D'après le rapport de ces malades, la toux
» sèche, les douleurs vives dans la poitrine, et bientôt
» tous les symptômes de la phthisie pulmonaire s'étaient
» manifestés, chez plusieurs, pendant l'administration
» du traitement anti-vénérien ; chez les autres, quinze
» jours, un ou deux mois après la guérison de la syphilis. »
(*Lepelletier*, *Traité des scrophules*, page 162).

5°. *Mercure en frictions.*

55. Les frictions mercurielles se font avec un onguent
gris noir, dégoûtant, dont le moindre inconvénient est
de trahir le secret du malade par les taches presque in-
délébiles qu'il laisse sur son linge. Leur administration
est très-fatigante. Il faut pour assurer le succès du traitement garder le même linge gras et puant pendant toute
sa durée. L'absorbtion de l'onguent varie selon la per·
méabilité de la peau de chaque individu. Ces frictions
occasionnent avec une extrême facilité l'érosion des gencives, l'ébranlement des dents, des ulcères dans la bouche, le gonflement de la langue, des salivations de plusieurs livres par jour, d'où suivent la lividité du teint,
une grande maigreur, etc. Plus que toute autre méthode,
les frictions exigent la retraite à la chambre et la surveil-
lance la plus active d'un médecin prudent.

4°. *Mercure dulcifié de l'Auteur.*

56. Après bien des méditations sur les résultats de
l'expérience, je me suis assuré que l'efficacité du mercure dépend de son *extrême division* et de sa *facile assi-*
milation, que plus elles sont grandes, moindre est la
dose de ce minéral nécessaire à la guérison ; d'autre part,
j'ai vu qu'on n'avait obtenu jusqu'ici ces qualités si essen-
tielles, que concurremment avec des propriétés corrosives
nuisibles à l'estomac et aux poumons ; je me suis donc
appliqué à les réunir avec la *dulcification la plus par-*
faite. Le *mercure*, incorporé dans mon biscuit anti-sy-

philitique , est *divisé* à l'instar de celui qui se trouve dans les liqueurs corrosives (1) ; il est *combiné chimiquement* avec des substances digestibles , et par conséquent digestible lui-même , *assimilable*, et aussi facilement absorbé que lorsqu'il est dissous dans ces liqueurs corrosives ; il est enfin *complètement dulcifié*, afin de ne pouvoir nuire à aucun organe : précieuses qualités auxquelles il doit l'efficacité constante que l'expérience met encore mieux au jour ; je renvoie à ce que j'en ai dit pages 7, 8 et 9 de la Préface, et vais maintenant en faire connaître l'administration.

Règles sur l'administration des Biscuits anti-syphilitiques.

Régime. 57. Pendant leur usage on s'abstient des ragoûts, et autres alimens très-salés , épicés ou faisandés , des légumes secs à peau, du vin pur ou peu trempé, du café à l'eau et des liqueurs spiritueuses. Voici les alimens qui conviennent, et entre lesquels on pourra choisir, en observant d'ailleurs une grande sobriété : potages peu salés, bœuf, mouton, mais surtout veau, volaille, et autres viandes blanches, rôties ou bouillies ; légumes de facile digestion, tels que carottes, navets, pommes de terre bien cuites, salsifis, chicorée, épinards ; poissons frais, légers ; fécules, semoules, laitages, œufs frais ; quelques fruits bien mûrs, surtout cuits ou desséchés ; eau un peu rougie ou bière légère pour boisson.

Il convient de réduire la quantité habituelle des alimens jusqu'à ce que les symptômes soient amendés.

58. Si la partie malade est le siége actuel d'une vive inflammation, annoncée par la chaleur , la rougeur, la douleur et le gonflement, il faut se borner à quelque potage léger, à des pruneaux cuits, s'abstenir entièrement de vin et garder le repos.

____

(1) Cette division y est extrême; les poudres mercurielles les plus fines, telles que les oxides précipités de leurs dissolutions, ou le calomel préparé à la vapeur, n'offrent en comparaison que des molécules très-grossières, qui ne sont d'ailleurs point combinées, mais seulement mécaniquement mélangées avec les substances qui leur servent d'excipient, et au milieu desquelles elles sont souvent très-inégalement réparties.

59. Quand il n'existe pas d'inflammation douloureuse, on peut vaquer à ses occupations habituelles, mais avec modération, en mettant les parties malades à l'abri de tout frottement contre les vêtemens, en ayant soin, dans la saison rigoureuse surtout, de se défendre des effets du froid et de l'humidité par des chaussures imperméables, des vêtemens chauds, et par l'application de flanelle sur la peau. Il faut éviter en été de s'exposer dans les lieux ombragés et humides, à l'impression de la fraîcheur des soirées.

60. Dans le plus grand nombre des cas, l'eau pure, l'eau sucrée ou édulcorée avec quelque sirop de gomme, de guimauve, d'orgeat, de groseilles, de limons ou de capillaire, selon le goût des malades, dispensent de tisanes.

60 bis. Il est utile de prendre un bain par semaine ; on peut les rendre plus fréquens en été ; on en est plus sobre en hiver pour éviter la répercussion de transpiration, à moins qu'on ne les prenne près de son lit ; on les multiplie davantage si la peau est affectée de pustules, de dartres, etc.

61. Si le ventre est resserré, on le relâche en buvant du petit lait, de l'eau de pruneaux, ou de manne en larmes ; on sollicite même une douce purgation en faisant fondre dans une pinte d'eau une once de sel de Sedlitz, à prendre par verres, d'heure en heure.

Dose des biscuits. 62. Pour les personnes adultes, elle varie de trois à neuf à prendre le matin, au milieu du jour et le soir. La dose la plus ordinaire est de six ; on la diminue temporairement chez les personnes très-sensibles à l'effet des remèdes qui, au lieu d'être relâchées ou légèrement purgées, ont des selles très - fréquentes. On la restreint également chez les sujets faibles ou les convalescens, et chez ceux qui, appliquant en même temps des pommades ou emplâtres mercuriels sur les chancres, bubons, etc., ont, par ce motif, une tendance marquée à la salivation. Les fortes doses conviennent lorsque la constitution est profondément imprégnée d'un virus ancien et rebelle, et aux personnes fortement constituées qui n'en éprouvent, ni diarrhée ni chaleur notable à la bouche.

On n'arrive que progressivement à la dose définitive ; on ne prend qu'un biscuit le premier jour ; on augmente d'un à chacun des jours suivans. Lorsqu'on est arrivé au nombre de six, on peut en prendre deux à la fois, à chacune des époques déjà indiquées du jour ; mais il vaut encore mieux mettre une à deux heures d'intervalle entre chacun d'eux, afin que le remède pénètre insensiblement et presque continuellement.

63. Voici leur distribution la plus commode dans le courant de la journée ; on la modifie selon l'heure habituelle des repas, de manière que la prise des biscuits soit éloignée de deux heures du repas qui doit suivre, et de trois heures du repas précédent (1). On prend, par exemple, séparément les deux premiers le matin en se levant, deux heures environ avant le déjeûner, les troisième et quatrième à peu près à égale distance du déjeûner et du dîner, les deux derniers, toujours séparément, vers l'heure du coucher. Lorsqu'on prend neuf biscuits, trois sont pour la matinée, trois pour la méridienne, et les trois derniers pour la soirée.

64. On réduit par une mastication prolongée chaque biscuit en une pâte très-fine, et on prend ensuite une tasse de l'une des boissons indiquées (§ 60) ; le lait convient aussi aux personnes qui le digèrent bien, et le bouillon, presque sans sel, ou un lait de poule aux personnes épuisées.

Enfin, quoiqu'il vaille mieux boire après l'avoir pris, comme après l'ingestion de tout aliment sec, on peut se passer momentanément de boisson, lorsqu'on n'en a pas sous la main et que l'heure de prendre la dose arrive. Ce biscuit est, en effet, si doux et si bénin, qu'il n'est pas nécessaire que, comme pour les remèdes âcres, une abondante boisson en affaiblisse la trop grande énergie. La dulcification y est complète, et n'a pas besoin d'adjuvans.

Semoule anti - syphilitique. 65. Pour les enfans, chez lesquels on doit proportionner la dose à l'âge, et

---

(1) Ce n'est pas qu'ils puissent gêner la digestion, mais parce que si les biscuits étaient mêlés à une grande masse d'alimens, une partie notable du spécifique qui y est incorporé serait évacué avec les matières fécales, sans servir à la guérison.

pour les personnes les plus délicates, on peut concasser le biscuit dans un mortier de bois ou de marbre, en moudre les fragmens dans un moulin à café ordinaire, y ajouter quelqu'autre semoule ou fécule, et en faire à l'eau sucrée, au lait, au bouillon ou au chocolat, s'il y a épuisement, des potages légers qu'il convient de préparer dans des ustenciles de faïence ou de porcelaine et non de métal.

Le Biscuit anti-Syphilitique n'occasionne presque jamais de salivation.

Moyens de la prévenir et de l'arrêter.

66. Si on n'applique point en même temps de mercure sur une partie quelconque du corps, l'administration bien dirigée du biscuit anti-syphilitique n'a presque point de tendance à augmenter la secrétion de la salive. Le fait suivant en est un exemple frappant : Une jeune personne était traitée au moyen du calomel (mercure doux) par mon savant confrère le docteur Chapelain. Ses organes salivaires étaient si irritables, qu'à la troisième pilule elle éprouva une salivation excessive de plusieurs cuvettes par jour, avec ulcération, gonflement de la langue et ménace de suffocation pendant la nuit. A la fin de la troisième semaine, teint plombé, maigreur extrême; la salivation continue. Consulté alors, je prescrivis des purgatifs, des pastilles soufrées, et un gargarisme astringent avec l'alun et la teinture de Kino. En peu de jours la salivation fut arrêtée. Les symptômes de cette syphilis récente, qui siégeaient aux parties génitales, avaient disparu. Un des anciens partisans de la salivation eût cru la cure définitive ; je n'avais pas cette confiance, attendu l'insuffisance de six grains de calomel pour neutraliser le virus, que je considérais seulement comme assoupi par la révulsion et par la faiblesse qu'une aussi abondante évacuation avait occasionnées, à l'instar de celles que produisent la diète, la saignée, les purgations ou les sueurs excessives. En effet, quand, en peu de semaines, la malade eut repris son embonpoint habituel, de larges pustules saillantes et à base profonde se montrèrent de nouveau aux parties

primitivement affectées. Je me souciais peu de soumettre au traitement, par les biscuits, une malade qui était peut-être encore sous l'influence de l'irritation salivaire développée par le calomel, parce qu'on eut pu leur attribuer un retour de salivation plus ou moins dépendant de l'action consécutive du premier remède ; aussi lui administrai-je des pilules contenant chacune un 8e. de grain de sublimé, incorporé selon la méthode d'Hoffmann ; mais l'estomac n'était pas moins irritable que les glandes salivaires; et, malgré l'usage du lait, les deux premières pilules, prises en deux jours, déterminèrent des cardialgies qui en firent cesser l'emploi. Force me fut donc de leur substituer les biscuits, qui n'incommodèrent point l'estomac, n'occasionnèrent point de salivation, ne diminuèrent aucunement la fraîcheur du teint qui était habituelle chez cette jeune personne, et la guérirent parfaitement.

Cette observation est précieuse sous deux rapports : 1°. un traitement complet par les biscuits n'a point produit de salivation chez une malade qui en avait éprouvé une épouvantable par 6 grains seulement de muriate de mercure doux ; 2°. il n'a point incommodé l'estomac chez cette même malade, qui éprouvait de vives douleurs de l'action d'un huitième de grain de muriate de mercure corrosif, renouvelé une seule fois après 24 heures d'intervalle. (Voyez une obs. analogue § 85 bis.)

Il ne faut cependant pas négliger les règles de prudence exposées § 62, surtout si la nécessité de faire quelques applications mercurielles locales tend à échauffer la bouche. Les soins de celles-ci sont beaucoup trop négligés pendant les traitemens anti-vénériens. Il faut, avant l'emploi des remèdes, faire enlever par un dentiste les concrétions tartareuses qui tendent à déchausser les dents en s'accumulant à la réunion de leur collet et des gencives. On doit faire usage de gargarismes réitérés, matin et soir, avec de l'eau acidulée, au moyen du suc de limons, ou du vinaigre, aromatisés avec une cuillerée à café, par verre, de quelque alcoolat aromatique. Il est également utile de ne point laisser accumuler sur les dents le tartre qui devient beaucoup plus abondant chaque fois qu'on fait usage du mercure : on prévient ces inconvéniens par celui d'un dentifrice acidule. Si l'haleine devient fétide, on y obvie au moyen de pastilles de chlorure alcalin. Si, contre toute attente, la bouche devient chaude et doulou-reuse, malgré ces précautions, on se gargarise avec de l'eau d'orge ou de guimauve miellée ; on supprime les appli-cations mercurielles qui peuvent avoir été faites sur les parties malades ; on suspend montanément l'usage des biscuits ; on change de linge ; on prend un bain, et on se purge une ou deux fois, à un jour d'intervalle, avec la racine de jalap en poudre, réduite en bols avec du miel ; il en faut 48 grains pour les hommes, et 36 grains seule-ment pour les femmes de moyenne constitution. Lorsque la chaleur de la bouche est appaisée, on reprend les garga-rismes acidulés, et s'ils ont peu d'effet, on les remplace par le suivant : Prenez eau une livre, miel rosat deux onces, teinture saturée de Kino une once, alun demi-gros. Affaiblissez ce gargarisme avec de l'eau pour les premières fois; vous pouvez ensuite l'employer pur.

Modification du Traitement dans les Maladies vénériennes chroniques.

67. Le biscuit anti-syphilitique guérit, seul, les maladies vénériennes les plus invétérées ; on rend néanmoins le succès plus prompt et plus assuré en réunissant dans cette circonstance toutes les ressources de la médecine anti-vé-nérienne, et leur opposant une méthode combinée, qui consiste à prendre, en même temps que les biscuits, quatre cuillerées à bouche, matin et soir, *de sirop végétal anti-syphilitique*, qu'on étend dans un verre d'eau ou de tisane de salsepareille. Celle-ci destinée, dans ce cas, à former la boisson habituelle, se fait par l'ébulition d'une once et demie de cette racine hachée, ou mieux, pulvé-risée, dans une pinte et demie d'eau réduite à moitié sur un feu doux. On fait rebouillir le marc pour compléter la boisson de la journée, ou servir d'excipient à la décoction suivante. Lorsqu'on n'a pas toutes les facilités pour pré-parer cette tisane, on la remplace en ajoutant à chaque verre d'eau une bonne cuillerée du sirop précédent. Celui que

j'emploie concurremment avec mes biscuits , contient la même quantité de salsepareille que le sirop de *Cuisinier*; mais il en diffère en ce qu'il n'y entre ni séné, ni roses pâles, ni miel ; il est entièrement fait avec le sucre. Le sirop de salsepareille et de séné, composé du *codex*, est trop laxatif pour être administré avec mes biscuits qui le sont déjà.

Cette méthode combinée convient spécialement dans les véroles consécutives, dégénérées ou compliquées de dartres , de scrophules , et dans celles qui attaquent la peau, les glandes, le gosier, les fosses nazales , les nerfs , les jointures et les os.

Dans tous ces cas , il faut que le régime soit régulier , que le malade reste , s'il est possible , soumis à une température uniforme qui favorise la transpiration insensible. Il portera de la flanelle sur toutes les parties de la peau, et gardera la chambre lorsque l'atmosphère sera froide et humide.

68. Il est des circonstances où il faut se borner à un *traitement sans mercure* par l'administration du *sirop végétal* , et de la tisane de salsepareille ; c'est lorsqu'ayant été déjà soumis infructueusement aux méthodes mercurielles vulgaires , les malades paraissent *saturés* de mercure, lorsqu'ils sont atteints de vice scorbutique, et dans quelques autres circonstances que le médecin seul peut apprécier. Dans ce cas , il faut prendre une troisième dose de *sirop* entre les deux repas , et boire chaque jour le double de la quantité de tisane de salseparcille ci-dessus indiquée. On peut la sucrer à volonté.

Durée du traitement dépuratif anti-syphilitique.

69. Elle est d'un mois environ pour les gonorrhées récentes ; de cinq à six semaines pour les chancres, bubons, pustules, poireaux, chou-fleurs primitifs, et la gonorrhée compliquée, tombée dans les bourses, etc. Un traitement de deux mois est nécessaire pour les mêmes symptômes, les ulcères de la gorge, etc., qui sont l'effet secondaire ou consécutif d'une maladie qui infecte tout le système ; il faut le prolonger pendant deux mois et demi à trois mois,

pour obtenir et consolider la guérison des affections ré-
belles et invétérées du palais, du nez, de la peau et des os.

70. Souvent les symptômes disparaissent avant ces époques, et les malades peuvent se croire guéris ; mais s'ils
cessent aussitôt l'usage des remèdes, il est à craindre que
le virus ne soit pas radicalement détruit, et qu'il n'occasionne des récidives plus ou moins éloignées.

71. En général, dans les affections récentes, il faut,
(la gonorrhée exceptée), continuer le traitement dépuratif
pendant une dizaine de jours après la disparition des symptômes, et pendant quinze, vingt à vingt-cinq jours après
leur extinction, selon leur gravité, dans les affections invétérées qui se sont identifiées avec la constitution.

72. Néanmoins, quelques écoulemens, les duretés de
certains bubons, quelques taches de la peau, des végétations et surtout les gonflemens des os, peuvent persister
après la destruction complète du virus ; ce n'est alors qu'un
vice local qu'il faut attaquer dans la partie même, ainsi
que je l'indiquerai, et qui n'empêche pas de discontinuer
le traitement dépuratif, lorsqu'on l'a prolongé pendant
le temps jugé nécessaire à la nature du mal.

73. Cent-cinquante à deux cents biscuits constituent le
traitement mineur, pour les affections légères, récentes et la
gonorrhée virulente. Trois cents sont nécessaires dans les
cas les plus ordinaires, et constituent le *traitement moyen*.
Il en faut quatre et quelquefois cinq cents pour obtenir
la guérison radicale des affections invétérées ou compliquées : c'est le *traitement majeur*.

Modification du traitement selon l'état des parties malades.

74. Lorsque la partie affectée est chaude, rouge, gon-
flée, douloureuse, c'est le signe d'une inflammation
qu'il faut appaiser par la diète, (*Voyez* § 58), par les boissons adoucissantes et rafraîchissantes, comme eau d'orge,
de chiendent, petit lait. limonade, émulsions ou orgeat.
Les bains tièdes multipliés, le bain isolé de la partie souffrante dans l'eau de son, de guimauve, de graine de lin,
le lait ou l'eau à laquelle on ajoute deux gros d'extrait de

Saturne par livre, sont très-propres à appaiser cette inflammation ; mais il est surtout important de recouvrir le lieu malade avec des cataplasmes de farines de lin, de riz ou de mie de pain, cuites dans les liquides précités. On peut aussi l'oindre avec de la crême épaisse, du cérat simple ou de Saturne, et le recouvrir de caillé frais. On renouvelle, trois fois par jour, au moins, ces topiques qui, devenant par un plus long séjour aigres ou rances, acquièrent des qualités irritantes. Lorsque la chaleur de la partie est extrême, on est bien plus promptement soulagé en faisant toutes les applications froides.

Quand l'inflammation est vive, on pose des sangsues sur le siége du mal ou dans son voisinage, et on recoure à la saignée du bras, surtout, s'il y a de la fièvre.

Exposé particulier des divers symptômes de la Syphilis, et règles relatives à leur traitement.

GONORRHÉE CHEZ L'HOMME. — PREMIÈRE PÉRIODE.

75. Cette maladie, appelée aussi *Blenorrhagie* et vulgairement *Chaudepisse*, consiste dans l'inflammation de la membrane interne ou muqueuse du canal de l'urethre, qui livre passage aux urines ; elle est caractérisée par l'écoulement d'une matière jaune, tirant sur le vert, qui plutard devient blanche. Le malade éprouve des envies fréquentes d'uriner, quoique la vessie soit presque vide ; de la douleur, une chaleur souvent brûlante en urinant, des érections involontaires et pénibles qui troublent son sommeil. Il s'y joint quelquefois la sensation d'une corde douloureuse tendue au-dessous de la verge, et qui en empêche le redressement (chaudepisse cordée).

76. *Traitement de la période inflammatoire ou* 1re *période de la gonorrhée.* Tant que l'ardeur d'urine existe, il faut se borner à un régime modéré (voyez § 58 et 74), et choisir les boissons les plus rafraîchissantes. La décoction légère de graine de lin un peu nitrée et le lait d'amandes sont très-convenables. Les gens d'affaires et les voyageurs peuvent y suppléer en faisant fondre, dans chaque verre d'eau, un des paquets suivans : Prenez

gomme arabique et sucre en poudre , une once de chaque,
nitre purifié dix-huit grains; mêlez et divisez en quatre
paquets. L'eau sucrée ou même l'eau pure peuvent suf-
fire ; le point important est de boire beaucoup , afin de
diminuer l'âcreté de l'urine et de chasser du canal la matière qui s'y forme. On doit éviter les exercices violens ,
porter un suspensoir , prendre des bains tièdes, baigner
fréquemment la verge , et renouveler souvent les linges
qu'on interpose entre la chemise et les parties malades ,
tant pour maintenir la plus grande propreté que pour
éviter, en souillant ce vêtement, de divulguer la nature
du mal.

77. La *gonorrhée cordée* est un signe de la violence de
l'inflammation du canal, ce qui l'empêche de s'allonger
dans l'érection. On la modère en posant 12 à 15 sangsues à la racine de la verge ou au périnée , derrière les
bourses, et on enveloppe la partie souffrante d'un des cataplasmes indiqués (§ 74). On obtient un soulagement
manifeste de la saignée du bras.

78. On dit que la *chaudepisse est tombée dans les
bourses* quand, pendant sa durée, l'un des testicules se
gonfle, devient dur et douloureux. Habituellement alors
l'écoulement est sinon tout-à-fait supprimé , au moins
considérablement diminué.

On doit tâcher de le rétablir en baignant la verge dans
de l'eau bien chaude, et en introduisant dans le commencement du canal une bougie emplastique ou de gomme élastique, enduite d'onguent *Basilicum.* Pendant la violence
de l'inflammation , il faut garder le repos au lit , faire
une saignée au bras , et mettre 15 à 20 sangsues sur les
bourses , selon que le malade est plus ou moins sanguin.
On recouvre le testicule engorgé de cataplasmes frais et
même froids , arrosés avec deux à quatre gros d'extrait
de Saturne, selon l'étendue de leur surface. Lorsque la
violence de l'inflammation est modérée, on recourt au
traitement balsamique , indiqué § 80. Le volume du testicule diminue beaucoup par l'effet du traitement ; mais il
persiste ordinairement un reste d'engorgement qui se dis-
sipe lentement, et qui est même sujet à augmenter, de nouveau, si le malade se livre trop promptement aux fatigues

de la marche. On diminue les inconvéniens de celle-ci
en portant un suspensoir bien fait, en tricot, qui, par son
élasticité, soutient le testicule, et permet à la transpiration des bourses de s'évaporer à travers ses mailles.

On accélère ordinairement la fonte du reste de l'engorgement qui persiste en arrière du testicule, c'est-à-dire
dans *l'épidydime*, au moyen de fumigations de fort vinaigre
qu'on fait évaporer au-dessous des bourses, et en les fric-
tionnant avec un demi gros d'onguent napolitain, ou en
les recouvrant avec une emplâtre de *Vigo cum mercurio*.
On ne fait ces applications que quand l'inflammation douloureuse n'existe plus.

79. Un des accidens les plus dangereux de la gonorrhée, mais heureusement beaucoup plus rare que le précédent, c'est *l'ophtalmie blenorrhagique*. Il semble alors
que la maladie se jette sur les yeux et les paupières qui
s'enflamment au plus haut degré, et fournissent un écoulement de matière jaune verdâtre, analogue à celle qui sort
par le canal. Cette complication paraît dépendre souvent
de la contagion ; le malade ayant porté aux yeux ses doigts
souillés de la matière gonorrhoïque, et ayant opéré ainsi
une véritable inoculation. Il faut chercher à rappeler l'écoulement du canal, habituellement diminué, par les moyens
précédemment indiqués, mais surtout recourir aux fortes
saignées du bras et du pied, à l'application réitérée des
sangsues ou des ventouses scarifiées soit aux tempes, soit
au-dessous des oreilles, aux purgatifs rafraîchissans, aux
bains de pieds à la moutarde enfin, au traitement des ophtalmies les plus violentes. Le moindre retard peut occasionner la perte de la vue ; aussi faut-il appeler un médecin
de suite. Il faut aussi mettre les yeux à l'abri de la lu-
mière au moyen d'un bandeau flottant et non serré, les
bassiner fréquemment avec l'eau de guimauve pour nétoyer
les bords des paupières, et si la chaleur et la douleur ne
s'opposent point à l'application de topiques, les recouvrir
de cataplasmes de caillé, de pommes cuites, de mie de pain,
frais et renouvelés toutes les heures.

Dans un de ces cas que j'ai eu à traiter, la distension du
globe de l'œil et les pulsations qui se faisaient sentir dans
son intérieur étaient si violentes, que, durant toute une

nuit, il semblait au malade que l'œil allait se crever ; 15 sangsues sur la tempe correspondante, dissipèrent si promptement cette plénitude, que du moment où le sang s'écoula, il lui parut que l'œil se vidait progressivement, comme si on y eût pratiqué une petite ouverture.

DEUXIÈME PÉRIODE DE LA GONORRHÉE.

Traitement végétal balsamique.

80. La division de la gonorrhée en périodes distinctes est artificielle, sans doute, mais elle est commode pour mieux déterminer les modifications que le traitement doit subir. On peut dire que la seconde période date de l'époque où l'inflammation du canal est très-diminuée. La douleur et l'ardeur ne sont plus que médiocres ; l'écoulement est moins abondant, jaune pâle, plutôt que verdâtre. Il n'est plus nécessaire alors de fatiguer l'estomac par des boissons mucilagineuses relâchantes ; la limonade convient beaucoup mieux. C'est dans cette période seulement qu'on peut, *sans inconvénient*, abréger la durée de l'écoulement par le *traitement végétal balsamique*. Ce traitement a été conseillé dans la période inflammatoire par des personnes très-recommandables ; mais, à moins de raisons majeures qui imposent la nécessité de supprimer brusquement un écoulement, il est en général plus prudent de modérer préalablement l'intensité de l'inflammation par le traitement rafraîchissant.

81. Le *traitement végétal balsamique* consiste dans l'usage de préparations où entrent les térébenthines de Chio, de Venise, de France, de la Mecque, du Canada et surtout celle du Brésil et de la Guiane, connue sous le nom de *Baume Copahu*. En l'associant au jaune d'œuf, à des eaux distillées aromatiques, à des sirops, à l'alcool simple, nitrique ou sulfurique, etc., on en forme des potions dégoûtantes d'une saveur insupportable.

En saponifiant ce baume, suivant la méthode de Mialhes, on lui donne facilement, s'il est pur, la consistance de masse pilulaire, à laquelle on peut, ou non, incorporer moitié de cubèbes, un 16ᵉ. de kino, autant de sous-carbonate de fer, et un à deux grains d'opium, par once du total.

Quelque soit le nombre de ces ingrédiens, la dose moyenne de cette confection est de trois à quatre gros par jour en six ou huit prises éloignées de l'heure des repas. On divise chaque prise d'un demi gros en trois ou quatre bols ou pilules qu'on roule entre les doigts et qu'on avale promptement après les avoir enveloppées dans une oublie ou un peu de confiture ; on boit ensuite une tasse de limonade. Cette manière de prendre les balsamiques est très-commode et très-efficace, quand ils ne sont pas falsifiés, ce qui est fréquent (1). Il faut en continuer l'usage pendant quelques jours après la cessation de l'écoulement, afin de consolider la guérison.

TROISIÉME PÉRIODE DE LA GONORRHÉE BLÉNORRHÉE.

82. Si, après cinq, six, sept semaines ou d'avantage, il persiste un *suintement* sans douleur ni chaleur, qui dépend du relâchement de la membrane interne du canal, la maladie prend le nom de *blénorrhée* ; elle cède très-fréquemment au *traitement végétal balsamique seul.* Il est cependant des cas où il est utile d'y joindre quelqu'injection tonique dans le canal. Les suivantes n'ont jamais d'inconvénient *quand il n'existe plus d'inflammation*, et qu'il y a au contraire défaut de ton dans les vaisseaux excrétoires de la partie; elles leur redonnent ce ton, de même que la pommade stimulante de Désault, le fait avantageusement dans l'ophtalmie palpebrale chronique, qui attaque un organe bien plus délicat que le canal. Feu *Cullerier* avait déjà remarqué que les rétrécissemens du canal, doivent être plutôt attribués à la longue durée des gonorrhées qu'aux injections astringentes. L'opinion de *Cullerier* cesserait d'être vraie, s'il s'agissait de l'effet de ces injections, pendant qu'il existe de la douleur et de la chaleur dans le canal.

Celles que je préfère, sont : 1°. du vin rouge dans

______

(1) Je m'assure toujours par des expériences chimiques, de la pureté de celui qui entre dans les préparations que je fais confectionner pour mes malades, que d'insuccès on prévient par cette attention.

lequel on a infusé des roses de Provins ; 2°. de l'eau dans une pinte de laquelle on a ajouté une once d'extrait de Saturne ou deux à quatre gros de sulfate de fer ou de zinc ; 3°. une décoction de noix de Galles ; 4°. de l'encre ordinaire, d'abord affaiblie avec partie égale d'eau. On commence par uriner, puis on fait l'injection avec une petite seringue dont l'extrémité est terminée en olive. Les liquides précédens sont bien préférables à ceux où on fait entrer le sublimé corrosif, la potasse caustique, etc., qui sont plutôt irritans qu'astringens.

Gonorrhée sèche.

83. Quelquefois, à la suite d'un congrès impur ou simplement d'excès vénériens, tous les symptômes de la gonorrhée se manifestent, à l'exception de l'écoulement. J'attribue d'autant plus volontiers cette particularité à la constitution du malade, que j'ai observé cette espèce de gonorrhée chez deux individus de la même famille ; elle exige plus encore que la précédente qu'on insiste sur le traitement rafraîchissant et calmant dans toute sa rigueur, afin d'appaiser l'inflammation de l'urèthre, qui est habituellement partagée par le col et même par le corps de la vessie.

---

84. Après la guérison d'une gonorrhée, le malade doit, à peine de la voir reparaître, éviter pendant plusieurs semaines l'approche des femmes, les excès de table, surtout le vin blanc et le punch, l'équitation, la marche par prolongée et la danse.

Rétrécissement de l'Urèthre.

84 bis. Il est ordinairement le résultat de gonorrhées réitérées et prolongées par des excès multipliés, qui ont déterminé un état inflammatoire habituel et l'épaississement dans un ou plusieurs de ses points de la membrane interne ou muqueuse du canal. Les injections irritantes, faites *pendant qu'il existe encore de l'inflammation*, y prédisposent ; il dépend aussi quelquefois de l'action du virus syphilitique passé dans le sang.

Cette cause est plus fréquente qu'on ne pense. Beaucoup de rétrécissemens n'auraient pas lieu, ou ne récidiveraient pas si on ne négligeait pas le traitement destructeur du virus. La persistance des succès que *Daran* a obtenus dans la cure des rétrécissemens, dépendait autant de l'usage méthodique de ses bougies, que du traitement mercuriel qu'il fesait subir à tous ses malades. Sans même recourir à l'usage des bougies, un rétrécissement complet de l'urèthre a été guéri par le traitement mercuriel seul. (Extrait des rapports sur l'institut de clinique chirurgicale de l'université de Berlin. *Revue médicale*, mars 1828, page 459).

Le rétrécissement de la portion du canal qui avoisine le col de la vessie, et traverse la prostate, est souvent produit par l'augmentation de volume, ou engorgement de cette espèce de glande.

La difficulté et la lenteur dans l'émission de l'urine sont le premier résultat de l'engorgement des parois du canal. La rétention complète de ce liquide, des dépôts et des fistules urinaires, sont les suites ordinaires de ses progrès.

On les prévient et on rétablit le diamètre naturel du canal par deux méthodes, l'une la *cautérisation* renouvelée et très-perfectionnée en France par Ducamp, et depuis par M. le professeur Lallemand, de Montpellier. Elle ne peut être pratiquée que par un chirurgien aussi prudent qu'adroit; l'autre, la *dilatation* progressive du canal, au moyen de bougies de diamètre successivement croissant, a l'avantage de pouvoir être employée par le malade même, quand le rétrécissement n'est pas considérable. Je fais préparer des bougies très-propres à remplir le but désiré par leur souplesse et la douceur de leur composition ; elles sont préférables aux bougies de gomme élastique, qui sont trop fermes et n'affaissent que mécaniquement les callosités du canal dont les parois, fort écartées, reviennent quelquefois sur elles-mêmes avec la plus grande promptitude, d'où les récidives du rétrécissement : observation dont on trouve des exemples fort remarquables dans les Mémoires que le professeur Lallemand a publiés sur les maladies de l'urèthre.

Gonorrhée chez la femme.

85. L'inflammation affecte les parties de la généra-tion qui ont souffert le contact et l'introduction ; elles deviennent rouges, chaudes et douloureuses. Le passage de l'urine occasionne de la cuisson ; l'écoulement est abon-dant , souvent jaune verdâtre ; plus tard il devient blan-châtre, l'ardeur se modère, disparaît enfin. Les femmes con-fondent alors cet état avec les *fleurs blanches habituelles.*

Traitement. Tant qu'il existe de la chaleur et de la douleur, il faut suivre le régime rafraîchissant, et prendre les boissons indiquées contre la gonorrhée de l'homme (§ 74) ; on bassine fréquemment les parties , et on les injecte avec le lait, l'eau de guimauve ou de graine de lin.

On emploie ensuite le *traitement dépuratif* par les bis-cuits, d'autant plus que l'infection de tout le système, à la suite de la *gonorrhée virulente,* est très-fréquente dans le sexe. Après qu'on a purifié la masse du sang , on achève de tarir l'écoulement en recourant aux *balsamiques* (§ 81), et en injectant les parties avec les liqueurs toniques , ainsi qu'il est recommandé pour la même maladie chez l'homme (§ 82.)

Fleurs blanches syphilitiques.

85 bis. Les fleurs blanches habituelles sont attribuées à une espèce de catarrhe chronique, occupant la matrice , le vagin , ou ces deux parties en même temps.

Loin de moi l'idée de considérer comme vénériens la plupart des écoulemens blancs des femmes qui peuvent dépendre de causes très-variées, comme la pléthore , ou au contraire, un régime trop peu substantiel, l'abus des boissons relâchantes, des bains tièdes , des plaisirs de l'a-mour, l'usage des chaufferettes, l'habitation des lieux hu-mides , la déviation des élémens du lait , la rétrocession de quelque éruption de la peau , etc. Il me suffira d'ob-server que, dans les grandes villes, le virus syphilitique les occasionne plus fréquemment qu'on ne l'imagine. On n'ose s'en ouvrir aux dames, ou même on ne le soup-

çonne pas si quelque symptôme non équivoque de syphilis ne vient s'y joindre, d'autant plus que tantôt ces
écoulemens sont contagieux ; que d'autres fois ils man-
quent de ce caractère, ou le présentent alternativement,
selon le plus ou moins de susceptibilité de l'individu qui
s'expose, etc. ; le fait suivant, très-précieux sous d'autres
rapports, en est une preuve.

Une personne du sexe fut, à 19 ans, atteinte d'un
écoulement blanc qu'elle ne considéra point comme syphilitique, parce que, pendant 7 ans, elle eut plusieurs in-
timités sans rien communiquer. Elle avait 26 ans lorsqu'un individu contracta avec elle une gonorrhée. Pendant six autres années, ses rapports avec quelques autres
personnes, n'eurent aucun résultat fàcheux ; ce qui semblait justement confirmer la bénignité de l'écoulement.
A l'âge de 31 ans, apparition d'ulcères aux gencives et à
la cloison des narines qui en fut perforée, exostose à la
voûte palatine. Un traitement par les frictions, conseillé
par un célèbre professeur de la faculté de médecine de
Paris, suivi avec assiduité pendant trois mois, avec la précaution de garder la chambre, guérit l'affection de la bouche, et suspendit les progrès de l'ulcère de la cloison (la
perforation était irrémédiable) ; mais l'écoulement, qui
avait été l'origine de tous ces maux, persista. On résolut de
le combattre en faisant sur la base de la langue des frictions avec 2 grains, chaque fois, de protochlure de mercure (*calomel, mercure doux*) en poudre étendue dans
du sucre. Une partie devait être absorbée dans la bouche
même ; la moindre, sans doute, parvenait dans l'estomac ;
supposons moitié, c'est-à-dire un grain ; cette faible dose
de *mercure doux* développa une gastrite accompagnée de
vomissemens, qui obligea d'en abandonner l'usage. Le
docteur Picard, médecin à Paris, qui soignait alors la
malade, et m'a fourni ces renseignemens, lui administra
mes biscuits. L'écoulement fut tari par les cent premiers,
sans addition d'aucun remède accessoire, astringent, balsamique, sudorifique, etc. ; soixante furent encore ad-
ministrés pour consolider la guérison, et n'affectèrent
pas plus la bouche que les premiers. La malade, qui
avait été tourmentée pendant 13 ans par des *fleurs blan-*

ches non interrompues, n'éprouva plus que pendant deux jours avant et deux jours après ses règles, l'écoulement qui est naturel à un grand nombre de femmes à cette époque. De plus, par l'effet de ce traitement, l'appétit se rétablit, une constipation opiniâtre cessa, l'embonpoint et une santé florissante s'en suivirent et se soutiennent, ainsi que la cessation des fleurs blanches, depuis près de deux ans que ce traitement a eu lieu.

Je cite ce fait, 1°. parce qu'il est à la connaissance d'autres médecins ; 2°. parce que les biscuits seuls ont radicalement guéri un symptôme de 13 ans d'ancienneté, qui avait résisté à la méthode ordinaire des frictions et à celle du docteur *Clare*; 3°. parce que *mon mercure dulcifié* a régularisé les fonctions digestives dérangées, chez une malade dont l'estomac était si irritable, qu'une très-petite quantité de *mercure doux* lui occasionnait des vomissemens : preuve non moins frappante de la douceur de ma méthode que celle rapportée § 66 ; 4° parce que c'est un exemple de plus à ajouter à ceux où des écoulemens ont été suivis de symptômes graves de vérole universelle ; 5°. parce qu'il prouve que des écoulemens reconnus syphilitiques, tant par leurs effets secondaires que par la nature du remède qui les a guéris, peuvent n'être contagieux que dans de rares circonstances, ou même ne l'être pas du tout; ce qui ne change pas les principes du traitement. L'observation précédente indique assez celui qui est nécessaire dans des cas analogues ; ordinairement cependant, la dose des biscuits doit être plus considérable.

La cure de la Gonorrhée virulente par les seuls raffraîchissans et balsamiques, sans traitement dépuratif, ne met pas toujours à l'abri d'une vérole consécutive.

L'opinion contraire est admise par les médecins qui, à l'exemple de Benjamin Bell, pensent que les virus syphilitique et gonorrhoïque sont distincts. Elle l'est à *fortiori*, par ceux qui n'admettent aucun virus. D'autres médecins, au contraire, considèrent toutes les gonorrhées comme virulentes.

Exposons avec impartialité le résultat général des faits :

86. 1°. Il est des gonorrhées produites par la boisson de bière nouvelle, par l'usage des cantharides, par des excès dans l'acte vénérien, par sa consommation avec des femmes qui négligent tous les soins de propreté, ou sont affectées de fleurs blanches, de menstrues acrimonieuses, d'ulcères de la matrice, d'affections dartreuses des parties externes de la génération (*prurigo pudendi*). Ces causes irritantes suffisent, de même que l'introduction d'un corps étranger dans le canal, d'une sonde, ou d'injections âcres, par exemple, pour déterminer des inflammations et des écoulemens (*échauffemens*), qui ordinairement sont moins considérables et de moindre durée que la *gonorrhée virulente*, et qui, n'étant point suivis des accidens consécutifs de la vérole, ne nécessitent point de traitement anti-syphilitique.

87. 2°. Il est, au contraire, d'autres écoulemens que malheureusement il n'est pas toujours possible de distinguer des précédens, chez les personnes qui ont intérêt à en dissimuler la nature : ces derniers sont produits par le virus syphilitique, qui engendre tantôt un chancre, tantôt un bubon, d'autres fois une gonorrhée, ou même tous ces symptômes réunis. La disposition individuelle, le plus ou moins d'âcreté et de séjour du virus et, ainsi que Vigaroux l'a remarqué dans les hôpitaux de Montpellier, la saison, l'état de l'atmosphère influent très-manifestement sur l'espèce de symptômes produits par la contagion syphilitique, qui est toujours de même nature, quelque soient ses effets; car la gonorrhée virulente est, comme le chancre, une inflammation syphilitique, modifiée par la diversité de texture des parties : ainsi, dans la gonorrhée, le virus agissant sur la membrane secrétoire du canal de l'urèthre, dénuée d'épiderme, le produit de l'inflammation superficielle, érysipélateuse, s'écoule *sans qu'il y ait d'ulcération*; la même chose s'observe dans l'inflammation de la muqueuse non épidermique, qui recouvre l'œil et l'intérieur des paupières (*conjonctive*). La

surface du gland, offrant au contraire une membrane tapissée d'un épiderme épais, n'est point, à moins d'exceptions très-rares (1), le siége d'une inflammation secrétoire sans solution de continuité. Etant pourvue d'épiderme, cette inflammation secrétoire y est nécessairement vésiculeuse pustuleuse, et suivie d'ulcération, de même qu'aux lèvres et à la langue, qui présentent une organisation analogue.

Il résulte de ces considérations, que la gonorrhée virulente est, comme le chancre, l'effet d'une inflammation par cause syphilitique, dont la forme seule varie, et que, pour prévenir ses suites ultérieures, il faut que le malade se soumette à un traitement anti-syphilitique.

88. A la vérité, la vérole universelle se manifeste moins souvent après la gonorrhée qu'à la suite des chancres. Il est rare que dans la première la membrane muqueuse du canal soit excoriée ; or, le virus pénètre moins facilement, sans doute, à travers une membrane simplement enflammée que par une surface ulcérée, qui offre une multitude de vaisseaux rompus ; mais une membrane mince, molle perméable. dénuée d'épiderme et sur laquelle s'ouvrent mille radicules absorbantes, qui peuvent pomper le virus, n'est pas un obstacle bien rassurant contre la contagion : aussi, si la gonorrhée a été contractée avec une personne suspecte, si surtout l'inspection de celle-ci fait reconnaître des signes évidens de vérole, si le malade engagé ou disposé à s'engager dans les liens du mariage, ne veut pas compromettre la santé d'une épouse et d'une progéniture innocente; s'il veut enfin jouir à

---

(1) L'exception confirme la règle, puisque la *blénorrhagie du gland*, (gonorrhée bâtarde) ne se manifeste que chez les sujets qui ayant un phimosis naturel, c'est-à-dire le gland toujours couvert par le prépuce, n'y ont qu'un épiderme très-mince, presque nui derrière le gland, où les glandes sébacées sont presque à nu. Si on observe les choses avec attention, on s'apercevra que s'il n'y a pas eu vésicules distinctes, il y a eu usure, consomption de l'épiderme, excoriation superficielle, enfin.

Je n'ai pas cru devoir consacrer un article spécial à cette variété de la maladie, plus légère que la gonorrhée ordinaire, par l'absence des ardeurs d'urine, etc., et par la facilité de laver fréquemment le gland et le prépuce qui sont le siége de l'écoulement. L'eau végéto-minérale faible, employée à cet effet, accélère beaucoup la guérison ; on l'injecterait entre le gland et le prépuce avec une petite seringue à canule, si le gland ne pouvait être découvert sans effort.

l'avenir, pour lui-même, d'une complète sécurité, et ne pas s'exposer à ce que le virus renouvelle ses ravages, d'une manière aussi grave qu'inattendue, à une époque plus ou moins éloignée de la vie, il doit suivre le *traitement anti-syphilitique mineur*. (Voyez § 73).

89. S'il fallait, pour guérir, passer comme autrefois, parce qu'on appelait les grands remèdes, qui réduisaient au dernier état de maigreur ; s'il fallait même prendre des liqueurs ou des pilules corrosives, je concevrais le désir de s'abstenir de tout traitement ; mais maintenant que je l'ai tellement *simplifié et dulcifié*, qu'il ne s'agit plus que de manger quelques biscuits, en observant, un peu plus que de coutume, les pratiques de l'hygiène, il faudrait être de la dernière imprudence pour se refuser une cure radicale.

90. Il existe maintenant un si grand nombre de mé-decins dont les uns considèrent la gonorrhée comme un simple catarrhe ordinaire, indépendant de tout virus sy-philitique, et dont les autres, tout en admettant cette cause spécifique, se bornent néanmoins au traitement anti-phlo-gistique et balsamique : ce qui est contradictoire, que je crois devoir appuyer les opinions que j'ai émises de quel-ques citations.

91. En voici d'abord une qui prouve que la *gonorrhée virulente* est produite par le même virus qui détermine les autres symptômes de la syphilis : « J'ai vu, dit feu *Cul-* » *lerier*, plusieurs hommes avoir des chancres, des pus-» tules à la suite du coït avec des femmes qui n'avaient » *qu'un écoulement*. J'ai vu des femmes attaquées de » chancres à la vulve pour avoir communiqué avec des » hommes chez lesquels on ne voyait *qu'un écoulement*. » J'ai vu des enfans pris d'une maladie vénérienne héré-» ditaire, ayant pour symptômes des végétations, des » pustules, des douleurs ostéocopes, etc., quoique les » parens n'eussent jamais eu autre chose que des *écoule-* » *mens*. *Schall* fait mention d'un malade qui contracta » un bubon dans l'aisselle, et par suite la vérole, en ex-» posant, plusieurs fois par jour, un doigt tout récemment » guéri d'un panaris, et encore dénué d'épiderme, à *l'im-* » *pression d'un écoulement* blénorrhagique dont il était » affecté. » (*Cullerier. Dict. des sciences méd., art. bubon.*)

- « Le virus qui produit les chancres, n'est point diffé-
» rent de celui qui produit la gonorrhée , puisqu'ils peu-
» vent l'un et l'autre être puisés dans la même source ;
» c'est-à-dire que de deux hommes qui verront la même
» femme , l'un peut gagner des chancres, et l'autre la
» gonorrhée : c'est un fait que l'expérience confirme tous
» les jours. » (*Fabre. Malad. vén.*, page 21.)

. 92. Voici maintenant des preuves de la nécessité d'un
traitement anti-syphilitique : « Une personne gagna deux
» fois la chaudepisse et fut guérie sans mercure ; environ
» deux mois après chaque gonorrhée, elle eut les symp-
» tômes de la vérole ; après la première infection , des
» ulcères à la gorge ; après la seconde, des pustules à la
» peau : le mercure la guérit dans les deux cas.» (*Hunter.*
Malad. vén., *trad. franç.*, page 18.)

« Les faits les plus positifs ne laissent aucun doute sur
» l'existence d'un grand nombre de maladies consécu-
» tives aux gonorrhées , développées plusieurs mois, et
» même plusieurs années après les traitemens qui n'é-
» taient pas dirigés contre le principe contagieux. »
Cullerier. Dict. des sciences méd.)

« Deux gonorrhées sont traitées par les seuls anti-phlo-
» gistiques; elles sont suivies, l'une, après quelques jours,
» l'autre, après trois mois, de chancres, bubons, pustules,
» ulcères à la luette et périostose que le mercure a guéris.»
(Docteur *Pinel fils. Journal analytique de méd.*, 3ᵉ.
cahier.)

« Il ne faut pas espérer, dit *Cirillo* , célèbre médecin
» napolitain, d'obtenir la cure radicale de la gonorrhée
» virulente par les délayans seuls et les balsamiques. »
(*Malad. vén.*, *trad. franc.*)

« Je pense, dit *Dehorne*, qu'il peut exister des go-
» norrhées assez bénignes qui, traitées à temps et mé-
» thodiquement, peuvent exempter les parties internes
» de l'infection du virus; mais comme elles sont rares ,
» de cette espèce, et qu'il y aurait le plus grand incon-
» vénient à pallier une maladie qui, faute d'être bien traitée,
» prépare souvent l'avenir le plus funeste : il y a beau-
» coup moins de danger, sans doute, à les supposer
» toutes virulentes, et à les traiter comme telles. On se

» trompé en regardant cet excès de précaution et de pru-
» dence comme inutile ; l'expérience a souvent prouvé
» qu'il était indispensable. » (*Recueil d'observations et
d'expériences sur la maladie vénérienne*, entreprises et
publiées par ordre du gouvernement, t. 1er, page 22.)

Des preuves non moins convaincantes se trouvent con-
signées dans les ouvrages d'*Astruc*, *Petit*, *Goulard*,
Swediaur, *Fréteau* de Nantes, *Delpech*, *Lagneau*, etc.

J'ai moi-même été de plus en plus convaincu de la nécessité du traitement anti-syphilitique par les fâcheux
résultats de ma condescendance, trop facile, au désir que
les malades m'avaient fortement manifesté d'éviter de se
soumettre au traitement dépuratif ; j'en ai vu plusieurs
qui, sans avoir éprouvé de nouvelle contagion, sont
venus me retrouver, même quelques années après, atteints d'esquinancie syphilitique, et d'autres accidens
consécutifs.

Chancres.

93. Ce sont des ulcères qui se manifestent habituellement sur les parties rouges de la génération, quelques
jours après qu'on s'est exposé à la contagion. Ils succèdent ordinairement à des vésicules, pustules ou boutons
qui s'ouvrent à leur pointe ou sommet, et laissent écou-
ler une matière âcre, très-contagieuse ; ils sont souvent
enflammés et douloureux, surtout peu de temps après leur
apparition ; alors leurs bords sont durs, relevés, d'un
rouge obscur ; leur surface est livide ou d'un blanc sale
et grisâtre. Si l'inflammation augmente, le chancre peut
ronger et même gangrener les parties voisines qui sont
fort engorgées.

94. Il faut, dans ces cas, employer les moyens recommandés § 74 ; pour appaiser l'inflammation. On les
panse avec un linge fin trempé dans l'eau de guimauve,
ou l'eau végéto-minérale, souvent renouvelé. Il importe
surtout que le prépuce et le gland ulcérés ne soient pas
en contact l'un avec l'autre. Quand la douleur n'existe
plus, on enduit ce linge avec la pommade suivante, que
je désigne sous le nom d'*Onguent napolitain blanc*. Prenez

précipité blanc lavé un gros, cérat de Galien une once, mêlez exactement sur un porphyre.

95. Quelquefois les chancres, quoique peu douloureux, n'offrent aucun changement, ni en bien, ni en mal; il est alors souvent utile d'animer leur surface en les touchant avec la pierre infernale, ou en les pansant avec la pommade suivante, que j'appelle *Onguent napolitain rose*. Prenez précipité rouge porphyrisé un gros, graisse de porc une once, incorporez très-également sur le porphyre.

96. Il est des cas où les chancres continuent de ronger malgré l'emploi des moyens opposés à l'inflammation; il semble que cela dépend de l'âcreté du virus; c'est alors qu'on obtient de grands succès de *l'application franche* de la pierre infernale qui calme la douleur et améliore l'état de la surface ulcérée; on la réitère jusqu'à ce que l'ulcère ait acquis une couleur vermeille. Si la première ou la seconde application augmentent la douleur et le gonflement, il n'y faut pas insister. En général, il n'y faut recourir qu'après avoir administré le biscuit pendant une quinzaine de jours; c'est le moyen le plus sûr d'éviter les bubons qui suivent quelquefois la cautérisation faite sans cette précaution.

Phimosis.

97. Si les chancres sont cachés sous le prépuce, repli de la peau, dont l'ouverture, alors resserrée, ne permet plus de découvrir le gland, il y a ce qu'on appelle *phimosis*.

Il faut prévenir le croupissement de la matière par des injections de lait, d'eau de guimauve, d'eau végéto-minérale, ou, à leur défaut, d'eau pure. On modère la violence de l'inflammation par les moyens indiqués § 74. On tâche, d'ailleurs, d'obtenir la dilatation de l'ouverture du prépuce en y introduisant un morceau mince et allongé d'éponge préparée, dont on augmente successivement le volume.

98. Si le *phimosis* est dû à un bourrelet chancreux, dur et douloureux, occupant toute l'extrémité du pré-

puce, on tâche de le ramollir par l'application continuelle de cataplasmes de mie de pain ; mais on rend la guérison beaucoup plus prompte par la section de ce bourrelet. Cette circoncision partielle se pratique facilement en repoussant le gland en arrière, et le mettant à l'abri du bistouri au moyen d'une pince à pansement, qui comprime entre ses deux branches l'extrémité du prépuce : on la rase avec le bistouri.

99. Si la violence de l'inflammation du gland, résultant de la compression exercée par le prépuce endurci, ne cède pas aux moyens indiqués § 74, il est à craindre qu'elle ne se termine par la gangrène, ou que les chancres ne rongent, sans qu'on puisse s'en apercevoir, une partie du gland et du prépuce. On prévient ces accidens au moyen de l'opération du *phimosis*, qui consiste à fendre le prépuce d'avant en arrière; ce qui met le gland à découvert, fait cesser son étranglement, le croupissement de la matière, et permet de panser les chancres avec facilité.

Paraphimosis.

100. Si l'ouverture rétrécie du prépuce retiré imprudemment derrière le gland, étrangle celui-ci, comme le pourrait faire une ficelle ou un anneau, il y a ce qu'on appelle *paraphimosis.*

On parvient presque toujours à ramener le prépuce sur le gland en modérant la violence de l'inflammation par les moyens indiqués § 74, en recouvrant les parties de cataplasmes froids, en tenant la verge relevée pour faciliter le retour du sang, et surtout en comprimant avec douceur et patience, mais d'une manière continuelle, et avec les doigts huilés, toute la circonférence du gland ; on l'allonge ainsi, on le rapetisse, enfin on le presse en arrière sous le prépuce, tandis qu'avec les doigts, de l'autre main, on ramène avec un peu de force celui-ci sur le gland.

101. Si le degré de gonflement rend cette manœuvre impossible, on prévient la gangrène du gland en fen-

dant dans toute son épaisseur un ou deux points de la bride circulaire qui l'étrangle et intercepte la circulation du sang.

Cristalline.

102. Cette dénomination est mal-à-propos employée par les gens du monde pour désigner les suites du vice des efféminés. Ramenée à son acception la plus exacte, négligée par les médecins modernes, elle doit être réservée pour les gonflemens, quelquefois excessifs, du prépuce dont le tissu cellulaire, très-lâche et dépourvu de graisse, se laisse distendre par une eau ou sérosité lympide ; la transparence en est facilement appréciable à cause de la finesse de la peau de cette partie.

103. Ce gonflement vésiculeux peut exister indépendamment de la contagion syphilitique, et dépendre du froissement du prépuce à la suite des excès de la mastubation ou des efforts du coït, lorsqu'il y a disproportion des parties. Dans ce cas, la guérison est accélérée par l'application de compresses imbibées d'eau végéto-minérale.

La cristalline accompagne souvent le phimosis et le paraphimosis, et est un des obstacles à la disparition de celui-ci. Si malgré l'application précitée, la sérosité tarde à être pompée par les vaisseaux absorbans de la partie, on l'évacue au moyen d'une ou plusieurs mouchetures faites avec la pointe d'une lancette; ce qui n'est presque pas douloureux.

104. Remarquons, au reste, que ces complications de phimosis, de paraphimosis, de cristalline et de malignité des chancres, qui peuvent exiger des opérations douloureuses, dépendent presque toujours de la violence de l'inflammation, et sont très-rares chez les personnes qui se soignent de suite et évitent les excès. On les observe surtout chez les individus qui, malgré leur maladie, se livrent aux exercices violens, aux plaisirs de la table ou des femmes, et chez les ouvriers qui ne peuvent discontinuer des travaux pénibles. Les mêmes circonstances les

exposent beaucoup plus que les premiers à voir les chan-
-cres se compliquer du symptôme suivant.

Bubons syphilitiques ou Poulains.

105. Ce sont des grosseurs occupant ordinairement
le pli de l'aîne ; elles sont formées par le gonflement inflammatoire des glandes lymphatiques qui se sentent à
peine sous la peau, dans l'état sain. Rarement les bubons
se manifestent sans être précédés de chancres ou de gonorrhées ; ils dépendent souvent de la négligence dans
le traitement de ces deux derniers symptômes et surtout
du premier.

106. Le plus fréquemment les bubons sont, dans leur
origine, chauds et douloureux. Il faut, alors, leur opposer
tous les moyens recommandés contre l'inflammation § 74,
et surtout les cataplasmes de farine de lin frais ; c'est le
meilleur moyen de modérer la chaleur, de prévenir la formation d'un dépôt, et de favoriser la résolution du bubon, qui est la terminaison la plus désirable.

107. Lorsque l'inflammation est dissipée, on accélère
la fonte des duretés qui peuvent encore subsister, et on
concourt à la destruction du virus en faisant, pendant
une dizaine de jours, sur les parties rouges de la génération, chez les deux sexes, une friction avec un demi gros
d'onguent napolitain blanc § 94, qui, pompé par les vaisseaux absorbans, se rend directement dans la glande
engorgée. On discontinue ce moyen, si la bouche s'é-
chauffe et devient sensible.

108. Lorsque le bubon est tout-à-fait sans douleur, on
le recouvre d'une emplâtre de *vigo cum mercurio*, ou simplement de diachilon gommé, si la bouche est très-sus-
ceptible de s'échauffer par l'effet du mercure.

109. Lorsque, malgré ces moyens et le traitement dépuratif complet par les biscuits, les duretés des bubons
persistent, ou, c'est un vice local qui indique la nécessité
d'animer la circulation languissante dans la grosseur, au
moyen de frictions sur sa surface avec le liniment volatil
(mélange d'une once d'huile et 2 gros d'alcali volatil), ou
bien la persistance de ces *bubons*, que l'on appelle *squir-*

reux, est due à une constitution molle et lymphatique, et même à une disposition écrouelleuse ; il faut alors recourir à l'exercice en plein air, à un régime modéré, mais succulent, à l'usage du *sirop végétal anti-syphilitique*, combiné avec les biscuits, aux frictions sur les duretés avec la pommade de *Coindet*, et même aux *anti-scrophuleux*.

110. Souvent les bubons deviennent, dès le commencement, le siége de pulsations ou battemens douloureux, et se ramollissent au centre ; cela indique qu'il s'est formé un dépôt de pus qui est quelquefois repompé par les vaisseaux absorbans de la partie.

111. Il arrive bien plus fréquemment que le dépôt augmente et aboutit au dehors. On accélère son ouverture en appliquant sur la grosseur un peu d'*onguent basilicum* ou de *la mère*, et en la recouvrant en même temps avec des cataplasmes chauds.

112. Quand le dépôt est superficiel et s'élève à son milieu en pointe, il faut le laisser s'ouvrir de lui-même : cela favorise la fonte des duretés, et rend la cicatrice moins apparente.

113. Mais si le dépôt, profondément situé, s'étend en largeur au lieu de proéminer en pointe, ce qui provient de l'épaissseur du tissu cellulaire qui double la peau, et quelquefois de la superposition de lames fibreuses, aponévrotiques qui recouvrent les glandes engorgées, il faut faire l'ouverture de l'abcès avec la lancette ou le bistouri, afin d'éviter le décollement très-étendu des parties, les clapiers et les fistules qui en sont la suite.

Cette opération doit être faite avec la pierre à cautère, lorsque le bubon, se rapprochant de la nature des dépôts froids, est en même rempli de duretés indolentes dont le caustique favorise la fonte, en échauffant la tumeur et y ranimant la circulation languissante.

114. On doit, dans tous les cas, faire l'ouverture à la partie la plus basse du dépôt, afin de favoriser la sortie du pus entraîné par son propre poids, sinon il s'accumule, séjourne, croupit dans le fond du foyer, et acquiert de mauvaises qualités.

115. Quand les bubons sont ouverts et que la violence de l'inflammation est appaisée, le malade doit faire un

peu d'exercice, et, quand il se repose, s'asseoir sur son séant au lieu de rester couché. La situation horizontale favorise, en effet, singulièrement le séjour du pus, et est une des causes de la lenteur de leur guérison dans les hôpitaux.

116. Il est des cas où l'ouverture des bubons est suivie d'ulcères qui, quoique le virus soit détruit, n'ont aucune tendance vers la guérison ; cela peut dépendre de l'épuisement et de la maigreur du malade. L'exercice, l'habitation de la campagne, si elle est possible, un régime subtantiel et de bon vin, sont alors efficaces.

117. Plus souvent cet état stationnaire dépend de l'amincissement partiel de la peau, dont les bords, de couleur violette, et roulés en dedans, n'ont point assez de vitalité pour éprouver ce que l'on appelle *l'inflammation adhésive*. Il faut brûler avec la pierre infernale, ou, ce qui est plus prompt, couper avec des ciseaux cette peau désorganisée qui n'est plus susceptible de se recoller.

118. Si l'ulcère qui succède aux bubons est couvert de chairs molles et blafardes, il faut les toucher avec la pierre infernale ; on se conduit de même si, quoique vermeilles, elles sont exhubérantes.

119. Dans les hôpitaux mal aérés et surtout encombrés de malades, le *typhus traumatique* (pourriture d'hôpital) complique fréquemment les ulcères qui succèdent à l'ouverture des bubons. On arrête les progrès de cette maladie, à laquelle ont succombé nombre de nos militaires vénériens, en cautérisant, dès le commencement, jusqu'aux parties saines, toutes celles qui sont atteintes par le virus putride.

J'ai démontré, le premier, par un très-grand nombre d'expériences, la constante efficacité de cette méthode, au moyen de laquelle j'ai sauvé une multitude de blessés. En me faisant successivement inoculer cette gangrène à chaque bras, et la contractant, ainsi qu'un bubon axillaire, j'ai également démontré, le premier, qu'elle dépend d'un virus septique essentiellement contagieux. (Voyez mon traité du *typhus traumatique*).

Pour prévenir ses récidives, il faut détruire les causes d'insalubrité qui lui ont donné lieu, c'est-à-dire qu'il faut, outre une extrême propreté et une bonne ventilation, recourir aux fumigations de chlore, de gaz nitrique et mieux encore à l'évaporation des solutions de chlorures alcalins.

Ulcères syphilitiques de la Gorge.

120. Ce sont des espèces de chancres qui se manifestent le plus souvent sur les glandes amygdales, sur la luette, le voile du palais, sur le palais lui-même, et plus profondément encore à la partie la plus reculée du gosier (pharynx); on les observe plus rarement sur les gencives, l'intérieur des joues, la langue, encore moins sur les lèvres, à moins qu'ils n'aient été contractés à la suite de baisers lascifs. Ils sont presque toujours le résultat d'une maladie qui s'est manifestée aux parties génitales, quelques semaines, quelques mois, et même plusieurs années auparavant. Leurs ravages peuvent s'étendre aux os voisins.

121. Si ces ulcères sont peu enflammés et non rongeans, le traitement anti-syphilitique suffit seul pour en opérer la guérison. Si l'inflammation y est vive, il faut recourir aux moyens indiqués § 74. On pose, dans ce cas, les sangsues et les cataplasmes sur les côtés du col, et on se gargarise avec le lait coupé ou l'eau de guimauve miellée.

122. Si, malgré ces moyens, les chancres du gosier sont rongeans, on ajoute à un verre d'eau miellée une cuillerée à bouche de *liqueur de Van-Swietten* (solution de 8 grains de sublimé corrosif dans une livre d'eau distillée); on s'en gargarise, et on se garde bien d'en avaler. Si ce moyen est insuffisant, on les touche avec un pinceau *très-légèrement imbibé* d'eau mercurielle (nitrate acide de mercure liquide) ou avec la pierre infernale *très-solidement fixée* dans son porte-crayon. On se gargarise immédiatement après, et à plusieurs reprises, à grande eau. Un chirurgien aussi prudent qu'adroit, peut seul pratiquer ces opérations, quelquefois indispensables, pour prévenir la destruction d'une partie du gosier.

Ulcères syphilitiques des fosses nazales.

123. Ils sont toujours la suite d'une ancienne vérole. L'odeur fétide qu'ils exhalent les a fait nommer *ozène*

vénérien. Ils peuvent détruire, avec promptitude, les os qui forment le plancher et les anfractuosités de ces fosses, ainsi que ceux qui constituent la voûte du nez : il en résulte une affreuse difformité.

Leur traitement est analogue à celui des ulcères de la gorge ; on renifle et on injecte les liquides précédemment conseillés en gargarisme ; on brûle ceux qui sont à la portée de la vue, et on recourc au traitement anti-syphilitique *majeur.*

Verrues, Poireaux, Chou-fleurs, Crêtes, Condylômes.

124. Ce sont des végétations analogues par leur nature, qui ne diffèrent guères que par leur volume et leur forme arrondie, applatie, pédiculée, etc. Ces excroissances se manifestent aux parties rouges de la génération, à *l'anus,* et même dans l'intérieur du fondement *(rectum).* Elles sont tantôt le résultat d'une infection récente, plus souvent celui d'une ancienne maladie ; la malpropreté concourt à leur développement.

125. On doit modérer l'inflammation, qui peut les compliquer, par les moyens indiqués § 74 ; ensuite on les panse avec l'onguent napolitain rose § 95, dans lequel on peut même doubler la dose de précipité rouge. Il est des cas où ces végations se flétrissent par le seul effet du traitement anti-syphilitique ; si elles persistent, quoiqu'il soit avancé, le moyen le plus prompt, le plus sûr, et même le moins douloureux pour s'en débarrasser, est de les couper à leur racine avec une paire de ciseaux bien évidés, puis de toucher cette racine avec la pierre infernale.

Les malades méticuleux pourront remplacer ce moyen en liant le pédicule des végétations dont la base est étroite, et en brûlant celles dont la base est large avec la pierre infernale, l'alun calciné, le précipité rouge, le sulfate de cuivre, la poudre de sabine, ou l'extrémité d'une allumette humectée d'acide nitrique.

Il faut avoir soin de préserver les parties saines, voisines de l'action de ces caustiques ; on doit les laver de suite à grande eau, si elles en ont été atteintes.

Rhagades syphilitiques.

126. On appelle ainsi les ulcérations douloureuses des froncemens de la peau qui environne *l'anus* ; elles sont ordinairement la suite d'une syphilis ancienne, et ne doivent pas, plus que les végétations qui ont le même siége, faire légèrement soupçonner les individus qui en sont atteints d'habitudes anti-sociales.

La propreté la plus recherchée, les bains de siége avec l'eau de son ou de graine de lin, l'attention d'éponger le fondement, après avoir été à la selle, l'application sur les ulcères de cérat frais, de pommade de concombres ou d'onguent *populeum*, tant que la douleur est vive, et *d'onguent napolitain blanc*, § 94, quand elle est dissipée : tels sont les moyens les plus propres à aider l'action du traitement anti-syphilitique.

127. On désigne aussi sous le nom de *Rhagades* une affection plus rare que la précédente, savoir : les fentes ou fissures de la paume des mains ou de la plante des pieds ; elles sont toujours le résultat d'une très-ancienne vérole : elles réclament des soins analogues.

Pustules, Dartres, Alopécie syphilitiques.

128. Les pustules sont de deux espèces : la première, qui dénote quelquefois une infection récente, se manifeste sur la verge et les bourses chez l'homme, les grandes lèvres chez la femme, et les environs de l'anus dans les deux sexes. Elles sont fluentes, larges, plates, quoique proéminentes, souvent agglomérées, et paraissent être intermédiaires entre les végétations et les autres pustules.

Elles exigent une extrême propreté, le renouvellement fréquent des linges à pansement, l'application de *l'onguent napolitain rose*, § 95, et même de la pierre infernale.

129. Les pustules de la seconde espèce se manifestent spécialement sur le front, où elles sont assez volumineuses, sur le cuir chevelu, le devant de la poitrine et les épaules. Elles sont d'un rouge foncé, cuivreux, et plus sèches que les précédentes.

130. Le virus syphilitique occasionne d'autres érup-

tions cutanées qui prennent la forme de la plupart de celles auxquelles on a appliqué le nom générique et vulgaire de *dartres*. La couleur cuivreuse, mais surtout les aveux des malades, font habituellement reconnaître la nature du mal, qui cependant est quelquefois douteuse, ainsi qu'on ne l'observe que trop souvent dans toutes les affections qui peuvent dépendre de causes diverses.

130. Les bains multipliés, simples ou animés, avec une à deux onces de sulfure de potasse, conviennent dans toutes ces affections cutanées. Lorsque les pustules et les dartres ne sont pas enflammées, on peut les laver, matin et soir, avec la *liqueur de Van-Swietten* § 122.

Il est utile d'oindre la surface malade avec *l'onguent napolitain blanc*, § 94, surtout dans les éruptions du cuir chevelu ou des sourcils qui, par la prolongation de leur durée, peuvent attaquer les bulbes des cheveux ou des poils et en occasionner la chûte, maladie qui a reçu le nom d'*alopécie*, et dont un bon traitement anti-syphilitique est par conséquent le meilleur préservatif.

Douleurs vénériennes.

131. Elles simulent quelquefois le rhumatisme, attaquent l'épaisseur des membres ou les jointures; mais plus souvent elles se distinguent des douleurs rhumatismales que le froid exaspère, en ce qu'elles augmentent par la chaleur du lit. Elles siégent ordinairement dans la partie la plus compacte, la plus dure et dans les cavités des os, et annoncent leur inflammation ou celle de la membrane médullaire (*moëlle des os*); elles sont quelquefois si violentes, qu'il semble au malade que ses os se brisent ; ce qui a valu à ces terribles douleurs le nom d'*ostéocopes*.

132. Lorsqu'elles ont cette violence', il faut recourir à la saignée du bras et à l'application sur le siége du mal de sangsues et de cataplasmes de mie de pain, arrosés de *laudanum* liquide.

Si elles privent totalement du sommeil, on prend toutes les heures une pilule contenant un quart de grain d'opium gommeux, observant cependant de ne pas dépasser la dose totale d'un grain et demi à deux grains au plus dans l'espace d'une nuit.

Ce traitement n'est que palliatif et pour attendre les effets du traitement général anti-syphilitique, qui ne sont guère manifestes qu'après une quinzaine de jours.

Périostose, Exostose vénériennes.

133. La première dénomination désigne le gonflement du *périoste*, membrane qui forme l'enveloppe des os. Par la seconde on entend la tuméfaction de l'os même. La périostose et l'exostose sont ordinairement précédées et accompagnées des douleurs précitées ; elles réclament les mêmes soins.

Lorsqu'elles sont nouvelles, elles cèdent habituellement au traitement anti-syphilitique combiné, § 67 ; mais lorsqu'elles sont anciennes, et surtout que l'os a acquis presque la dureté de l'ivoire (*exostose éburnée*), elles persisistent pendant toute la vie; néanmoins, si le virus syphilitique est complétement détruit, elles n'offrent rien d'inquiétant, à moins que, développées à l'extérieur des cavités osseuses qui renferment les organes importans à la vie, elles ne détruisent l'harmonie de leurs fonctions. Une opération chirurgicale peut seule débarrasser de celles qui font superficiellement saillie à l'extérieur et sont gênantes.

Carie vénérienne.

134. La carie des os dépend de leur ulcération qui les réduit en une espèce de *vermoulure* ou *pourriture*. Celle qui est vénérienne affecte souvent les os du palais, du nez et ceux qui sont exostosés.

Lorsque l'os est découvert, et à la portée des instrumens, on peut concourir à arrêter les progrès de la carie et à hâter l'exfoliation indispensable à la guérison en enlevant avec un grattoir de forme convenable (*rugine*), la portion d'os qui est gâtée et en la touchant avec un pinceau imbibé d'eau mercurielle, § 122. Le point principal cependant est de suivre le traitement anti-syphilitique combiné § 67, et de le prolonger pendant environ trois mois ; car, le cas dont il s'agit, est un de ceux où le virus est le plus profondément enraciné.

Nécrose vénérienne.

135. La même observation est applicable à la nécrose vénérienne, maladie plus rare que la précédente, qui consiste dans la mort même d'une portion de l'os qui est tout-à-fait desséché et privé de circulation ; aussi est-il impossible de lui redonner la vie.

Lorsque la destruction du virus a arrêté les progrès du mal, la partie morte de l'os se sépare de celle qui est vivante ; elle se détache spontanément, s'il existe à la peau ou à la membrane muqueuse voisine une ouverture suffisante pour lui livrer passage. Si celle-ci, accessible à la vue, se trouve trop étroite, il suffit de la dilater avec l'éponge préparée, ou, si cela est insuffisant, de l'agrandir avec le bistouri, ce qui permet d'introduire une pince pour saisir et extraire l'esquille morte de l'os.

Maladies vénériennes métamorphosées.

136. Ce sont celles qui se manifestent avec des apparences insolites. Parmi elles, il faut distinguer celles que j'ai mentionnées dans ma préface, et que *Benjamin Bell* a guéries par le traitement anti-syphilitique : c'étaient la phthisie, l'asthme, le rhumatisme, l'hydropisie, des migraines, l'épilepsie et la folie.

La paralysie et l'apoplexie ont paru quelquefois reconnaître la même cause : des exostoses intérieures du crâne peuvent en effet les occasionner. Je soupçonne que certaines végétations qui naissent sur la surface interne du cœur et la friabilité partielle de la membrane fibreuse des artères, cause fréquente d'anévrisme, peuvent dépendre du virus syphilitique.

Ne serait-ce pas à la même cause qu'on devrait quelquefois attribuer beaucoup de fleurs blanches âcres et contagieuses, certains ulcères rongeans du col de la matrice, quelques cancers des testicules, le rétrécissement squirreux du rectum, certaines fistules à l'anus et le retour fréquent d'aphtes, d'ophtalmies chroniques, de catarrhes de vessie, d'engorgemens de la prostate, de rétrécissement de l'urèthre, de dartres et de furoncles chez les personnes qui ont beaucoup souffert de la syphilis ?

Est-on assuré que les polypes du vagin et de la matrice, que ceux des fosses nazales, que les fongus de la dure mère et du perioste, que l'ostéo-sarcôme et le spina-ventosa, maladies presque incurables des os, ne soient jamais sous la dépendance d'une cause syphilitique ?

Ce ne sont certainement pas là les limites, qui renferment les maladies, que ce virus peut occasionner. Il faut bien se pénétrer de ce principe, que, comme toute autre cause irritante spéciale, qui a l'habitude d'affecter, de préférence, certains organes, il peut, quoique plus rarement, exercer son action sur tous les autres systèmes organiques, et y développer, à l'état chronique, des inflammations, des névroses et des altérations d'organisation, c'est-à-dire la plupart des maladies chroniques.

L'alliance des vices écrouelleux, scorbutique, dartreux et psorique, ne peut-elle pas aussi modifier les effets de ce virus et rendre raison d'une partie de ces constitutions détériorées, si fréquentes dans les grandes villes où ces maladies sont très-répandues ?

137. Celles de ces affections qu'on peut y rapporter, résultent d'un virus dégénéré, mitigé par de semblables combinaisons, par son ancienneté, par sa transmission héréditaire, par le régime, par l'emploi de méthodes palliatives *anti phlogistique, sudorifique, balsamique,* surtout de ces *robs sans vertus*, ou des *demi-traitemens mercuriels*, par les pilules de Belloste et autres analogues, qui ne font qu'assoupir pour un temps le virus sans le détruire.

138. Si celui-ci, ainsi dégénéré, produit des affections insolites dont le siége est éloigné des parties génitales, et qui d'ailleurs peuvent résulter d'autres causes, elles sont d'autant plus difficiles à rapporter à leur véritable nature, que leur caractère est beaucoup moins tranché que lorsque le virus est vierge.

Dans ces cas douteux, un médecin prudent, également éloigné de l'exagération de ceux qui voient la vérole partout et de ceux qui ne la voient nulle part, pèse mûrement toutes les circonstances de la vie entière du malade et des symptômes qu'il éprouve; il prend pour guide la réunion du plus grand nombre des probabilités; et, s'il se décide à tenter un traitement anti - syphilitique, son succès ou son inutilité deviennent une pierre de touche qui lui indique la véritable nature de la maladie.

Remarque importante.

139. Dans l'exposition des soins particuliers à chaque symptôme, je suis rarement revenu sur la nécessité du traitement par les *biscuits anti-syphilitiques*. Je voulais éviter les répétitions ; je dois donc rappeler ici que les pansemens ne sont qu'accessoires, que s'ils suffisent dans certains cas pour dissiper les symptômes, ils n'attaquent pas le principe du mal, et que c'est sur le traitement dépuratif, seul, qu'il faut compter pour sa destruction.

CONCLUSION DE L'OUVRAGE.

140. 1º. Les effets de la contagion syphilitique dépendent d'un virus spécial ;

2º. Dans nombre de cas, ce venin ne se borne pas à agir sur la partie infectée ; il pénètre dans le système ;

3º. Les cas où cette absortion n'a pas lieu, n'étant indiqués par aucun signe, il est toujours prudent de faire un traitement destructif du virus ;

4º. On aurait tort de le proroger jusqu'à l'apparition des symptômes consécutifs, d'abord, parce que souvent ce traitement est nécessaire par la guérison des premiers accidens ; ensuite parce que les effets de la vérole universelle peuvent être déguisés, méconnus et attribués à d'autres causes : ce qui fait errer dans le choix des moyens curatifs ; enfin parce qu'ils sont ordinairement plus graves, plus rebelles que ceux de la syphilis récente, et nécessitent un traitement plus long et plus difficile, dont la plus complète réussite ne peut réparer les destructions organiques qu'un traitement fait dans le principe eut prévenues ;

5º. Les méthodes débilitante et balsamique ne détruisent pas le virus ;

6º. L'emploi isolé des végétaux sudorifiques est fréquemment insuffisant ;

7°. Le traitement mercuriel *seul* est spécifique dans l'immense majorité des cas ;

8°. Dans le petit nombre de ceux où il exige un auxiliaire, les sudorifiques assurent son succès ;

9°. Parmi les méthodes mercurielles, il en est de peu efficaces ; il en est d'autres qui épuisent la constitution par d'abondantes salivations ; il en est enfin qui, fondées sur l'usage des remèdes corrosifs, irritent l'estomac, les poumons, et produisent un *empoisonnement lent* ;

10°. Sans avoir aucun de leurs inconvéniens, mes biscuits anti-syphilitiques possèdent leur efficacité. Le mercure y est *complètement dulcifié*. La commission de l'Académie royale de Médecine s'en est assurée par des expériences chimiques. Il en résulte que ma méthode est sans danger ; elle est sûrement curative, commode, agréable même, applicable à tous les cas, sans exception, et ne peut être avantageusement remplacée par aucune autre chez les enfans en bas âge, les poitrinaires, les femmes enceintes, et autres personnes délicates. Elle peut rendre des services aussi importans que nombreux, en prévenant la cachexie constitutionnelle occasionnée par les onctions, et les gastrites, duodénites chroniques ou les phthisies pulmonaires, si souvent mortelles, qui sont le résultat de l'usage interne des remèdes corrosifs, journellement employés pour la guérison de la syphilis.

Dans un autre mémoire, je ferai connaître le résultat des expériences que j'ai tentées avec différens proto et deuto-sels mercuriels, ainsi que les phénomènes divers que j'ai observés, selon la nature de ces sels, la dose des réactifs auxquels je les ai soumis, et la température très-opposée à laquelle j'ai fait ces épreuves. Cela me fournira l'occasion de mettre au jour de nouveaux documens thérapeutiques et toxicologiques importans.

Ayant fortement insisté sur la nécessité de combattre l'infection du sang et des humeurs révoquée en doute par une secte médicale, je me propose de publier un mémoire sur les altérations des fluides considérées comme causes et comme effets des maladies, sujet que j'ai déjà abordé dans mon traité du *typhus traumatique*.

FIN.

Table des Matières.

AGENCE GÉNÉRALE

DE MÉDECINE,

CABINET de Correspondance, de Commission et de Consultation Médicales, pour Paris, les Départemens et les Pays étrangers, dirigé par M. A. F. OLLIVIER; Docteur en Médecine, rue des Fossés-St.-Germain-des-Prés, n°. 24, à Paris.

Si la Médecine embrasse une infinité de connaissances, ses besoins matériels et ses rapports moraux ne sont pas moins nombreux dans la pratique. Les grandes capitales peuvent seules y satisfaire. Jusqu'ici tout ce qui les constitue est resté isolé. Dans les départemens, surtout, les malades et les Médecins ont été privés d'un point central de réunion indispensable pour obtenir avec célérité, et par une correspondance unique, tous les renseignemens et objets qu'ils ne peuvent se procurer dans leurs localités. C'est pour applanir ces obstacles que M. Ollivier a institué une Agence médicale, dont l'utilité sera sans doute généralement appréciée. Dorénavant les malades jouiront partout, comme dans la capitale, des secours multipliés que la Médecine peut leur prodiguer, et les Médecins se procureront facilement tout ce qui peut concourir à la parfaite exécution de leurs opérations, etc.

M. Ollivier rédige les mémoires à consulter, délibère les consultations qui lui sont personnellement demandées; obtient les autres de MM. les Médecins qui lui sont désignés, et, lorsqu'on lui en laisse le choix, de ceux qui sont connus pour s'occuper avec le plus de succès du genre de la maladie qui en est le sujet.

Il donne des renseignemens sur les maisons de santé, et d'accouchemens secrets; sur leurs avantages respectifs et surveille les soins accordés aux malades.

Il se charge de toute correspondance ou démarche de confiance, de la révision et de la publication de tout ce qui concerne la littérature médicale, et de tout ce qui est relatif aux cessions ou mutations de clientelles médicales, pharmacies, maisons de santé, ou autres établissemens médicinaux.

Il expédie à MM. les Médecins, Chirurgiens, Pharmaciens, etc.,
tout ce qui est nécessaire à l'étude et à l'exercice de l'art de guérir :
comme livres de médecine, de chirurgie, de sciences naturelles ; instrumens de chirurgie les plus variés, de physique médicale et de chimie ; bandages herniaires ; mannequins, bassins et fœtus pour la manœuvre des accouchemens ; appareils complets pout toutes les fractures ;
mécaniques orthopédiques pour corriger les déviations de la colonne
vertébrale, et autres difformités ; membres artificiels, yeux en émail,
dents naturelles et minérales ; préparations concernant l'hygiène den-
taire ; drogues simples, produits chimiques et pharmaceutiques ; eaux
minérales naturelles et factices ; collections de substances pour l'étude
de la matière médicale ; squelettes naturels, artificiels, et autres sujets anatomiques conservés ou modelés ; collections d'histoire natu-
relle, etc.

M. Ollivier adresse aux personnes des départemens atteintes de her-
nies, la série de questions auxquelles elles doivent répondre pour que
les bandages soient exactement appropriés à leur stature et à la variété
de leur maladie. Quant aux difformités qui nécessitent la présence
même des malades à Paris, il dirige le travail des mécaniciens qu'il
emploie.

Il prie les personnes qui lui adressent quelque demande d'en faire
l'exposition avec détail, exactitude et clarté ; toute amphibologie s'oppo-
serait à ce que leurs intentions fussent convenablement remplies.

Les lettres et envois d'argent doivent être adressés *franc de port* en
même temps que la demande définitive. On fait parvenir les fonds, soit
par la diligence, soit en une rescription sur la poste, soit en en versant
le montant chez le receveur-général du département, ou le receveur
particulier de l'arrondissement, qui délivrent, sans escompte, un man-
dat sur la caisse de service, près le trésor royal à Paris.

Avis.

Toutes les lettres non affranchies sont refusées.

9 782014 041484